Voorkoming van medische accidenten

Het Europese Medisch Risico Registrerend Historie-systeem

Prof. dr. L. Abraham-Inpijn

DERDE, ONGEWIJZIGDE DRUK

BOHN STAFLEU VAN LOGHUM, HOUTEN

ISBN 978-90-368-1701-1

© 2016 Bohn Stafleu van Loghum, onderdeel van Springer Media BV
Omslagontwerp: Cube Vormgeving/Cees Brake bno, Enschede

Alle rechten voorbehouden. Niets uit deze uitgave mag worden verveelvoudigd, opgeslagen in een geautomatiseerd gegevensbestand, of openbaar gemaakt, in enige vorm of op enige wijze, hetzij elektronisch, mechanisch, door fotokopieën of opnamen, hetzij op enige andere manier, zonder voorafgaande schriftelijke toestemming van de uitgever.
Voor zover het maken van kopieën uit deze uitgave is toegestaan op grond van artikel 16b Auteurswet j° het Besluit van 20 juni 1974, Stb. 351, zoals gewijzigd bij het Besluit van 23 augustus 1985, Stb. 471 en artikel 17 Auteurswet, dient men de daarvoor wettelijk verschuldigde vergoedingen te voldoen aan de Stichting Reprorecht (Postbus 3060, 2130 KB Hoofddorp). Voor het overnemen van (een) gedeelte(n) uit deze uitgave in bloemlezingen, readers en andere compilatiewerken (artikel 16 Auteurswet) dient men zich tot de uitgever te wenden.
Samensteller(s) en uitgever zijn zich volledig bewust van hun taak een betrouwbare uitgave te verzorgen. Niettemin kunnen zij geen aansprakelijkheid aanvaarden voor drukfouten en andere onjuistheden die eventueel in deze uitgave voorkomen.

NUR 883
Eerste druk, Elsevier/Bunge, Maarssen 2000
Eerste druk, tweede oplage, Elsevier gezondheidszorg, Maarssen 2006
Tweede druk, Elsevier gezondheidszorg, Maarssen 2009
Derde, ongewijzigde druk, Bohn Stafleu van Loghum, Houten 2016

Bohn Stafleu van Loghum
Het Spoor 2
Postbus 246
3990 GA Houten
www.bsl.nl

Voorwoord

Dit boek beschrijft het European Medical Risk Related History-systeem (EMRRH), bestaande uit drie onderdelen: een medische anamneselijst, een scoresysteem dat het acute medische risico bij tandheelkundige handelingen aangeeft en de voorzorgsmaatregelen die hierbij in acht genomen dienen te worden. Indien het systeem als zodanig wordt toegepast, blijkt er een preventieve werking van uit te gaan.

Het systeem is getoetst in een internationale studie waaraan onderzoekers uit tien Europese landen deelnamen, en het voldoet aan de criteria betrouwbaarheid, sensitiviteit en specificiteit.

Sinds 2004 is het systeem geautomatiseerd verkrijgbaar. Binnen dertig seconden heeft de tandarts de benodigde informatie met betrekking tot het medische risico en de uit te voeren voorzorgsmaatregelen op het scherm.
Bij het schrijven van dit boek is dankbaar gebruikgemaakt van vragen die tandartsen aan de auteur voorlegden met betrekking tot medische problemen die zij in toenemende mate in hun praktijk tegenkomen.

Een waarschuwing tot slot. Er circuleert een aantal gemodificeerde, ongeautoriseerde versies van het EMRRH-systeem. Uit ons onderzoek is gebleken dat kleine veranderingen in de tekst grote consequenties kunnen hebben voor de betrouwbaarheid en validiteit van de antwoorden. De auteur draagt op geen enkele wijze de verantwoordelijkheid van deze niet op hun kwaliteit getoetste lijsten.

Januari 2009
De auteur

Inhoud

1 **Inleiding** 7
    1.1   Tandheelkunde 7
    1.2   Geneeskunde 7
    1.3   Verantwoordelijkheid van tandarts en mondhygiënist 8
    1.4   Het Europese Medisch Risico Registrerende Historie-systeem (EMRRH) 12

2 **Het EMRRH-systeem in de praktijk** 15
    2.1   Instructie EMRRH 17
    2.2   Van MRRA tot EMRRH 21

3 **Medische anamnese, risicobepaling en preventie** 23
    3.1   Hebt u pijn of een knellend gevoel op de borst bij inspanning (angina pectoris)? 23
    3.2   Hebt u ooit een hartinfarct gehad? 30
    3.3   Hebt u een hartgeruis of een hartgebrek? Hebt u een kunsthartklep? Hebt u korter dan zes maanden geleden een hart- of vaatoperatie ondergaan? Hebt u een pacemaker? 35
    3.4   Hebt u zonder inspanning aanvallen van hartkloppingen? 41
    3.5   Hebt u last van hartzwakte (hartfalen)? 44
    3.6   Hebt u nu of hebt u in het verleden een hoge bloeddruk gehad? 49
    3.7   Is bij u een bloedingneiging vastgesteld? 55
    3.8   Hebt u ooit verlammingen (beroerte of attaque) of spraakstoornissen gehad? 63
    3.9   Hebt u epilepsie? 67
    3.10   Hebt u astma? 74
    3.11   Hebt u andere klachten van uw longen of hoest u voortdurend? 79
    3.12   Hebt u ooit een allergische reactie gehad op penicilline, aspirine, latex, tandheelkundige of medische materialen of iets anders? 84

3.13	Hebt u suikerziekte?	91
3.14	Hebt u een schildklierziekte?	100
3.15	Hebt u nu een leverziekte of hebt u deze in het verleden gehad?	106
3.16	Hebt u een nierziekte?	113
3.17	Hebt u nu of hebt u ooit een kwaadaardige ziekte (tumor) of bloedziekte gehad?	123
3.18	Hebt u last van hyperventileren?	137
3.19	Bent u ooit flauwgevallen bij een tandheelkundige of medische behandeling?	140
3.20	Hebt u een bloedarmoede met klachten (moe, duizelig)?	142
3.21	Gebruikt u op dit moment medicijnen op recept of zelf gekocht?	149
3.22	Bestaat de mogelijkheid dat u zwanger bent?	150
3.23	Hebt u een ziekte waar niet naar is gevraagd?	154

4 Overwegingen 157

1 Inleiding

1.1 TANDHEELKUNDE

Het behoud van de eigen dentitie is tot de norm gaan behoren. In Nederland wordt deze vooruitgang gereflecteerd door een afname van het aantal dragers van een volledige prothese. Had in 1980 nog 40% van de bevolking een totale of partiële prothese, in 2005 was dit 20%.[1] Ook in de ons omringende landen zien we eenzelfde tendens.

Tussen 1980 en 2005 is het tandartsbezoek in Nederland gestegen van 62,2 naar 80,8%. Gezien het dalende percentage jeugdigen in de samenleving komt deze stijging op het conto van de toenemende behoefte aan conserverende zorg boven de 45 jaar. Met het stijgen van de gemiddelde leeftijd van patiënten in de tandartspraktijk wordt de tandarts geconfronteerd met steeds meer patiënten die een of meer lichamelijke afwijkingen vertonen.

1.2 GENEESKUNDE

Dat de bevolking gemiddeld ouder wordt, is algemeen bekend. Men verwacht dat tegen het jaar 2030 een stabilisatie van deze veroudering wordt bereikt. Gedurende de laatste tien jaar is de gemiddelde levensverwachting voor vrouwen met vier jaar toegenomen, van 76 naar 80 jaar. Bij mannen is de gemiddelde leeftijd waarop men overlijdt verschoven van 74 naar 76 jaar. In de volgende twintig jaar zal deze gemiddelde levensverwachting met waarschijnlijk nog eens vijf jaar toenemen.
Er valt echter geen wijziging te verwachten in de gemiddelde leeftijd waarop men te maken krijgt met een eerste (chronische) ziekte!

Anno 2008 is een vrouw gemiddeld 22 jaar ziek voordat ze overlijdt; voor een man betreft het een periode van 16,5 jaar. De toename van de gemiddelde levensverwachting wordt derhalve paradoxaal genoeg vergezeld door langdurig geïnvalideerd en/of ziek zijn. De gemiddelde leeftijd waarop een vrouw haar eerste beperkingen krijgt, is al dertig jaar constant, namelijk 58 jaar. Voor mannen is deze gemiddelde leeftijd 59,5 jaar.

Deze relatief lage leeftijd is het gevolg van vroegtijdige diagnostiek zonder dat daaraan therapeutische consequenties kunnen worden gekoppeld. De patiënt wordt in een zo goed mogelijke conditie gehouden, maar met de huidige stand van de geneeskunde kunnen de meeste ziekten niet worden genezen. Complicaties bij de diagnostiek en ongewenste bijwerkingen of interacties van geneesmiddelen leveren ook een aandeel aan de pathologie.

Ten slotte wordt de in omvang toenemende chronisch zieke populatie steeds minder snel en ook korter gehospitaliseerd. Dit is mede een gevolg van de wijze waarop ziekenhuizen gehonoreerd worden. Het leidt helaas ook tot het zogeheten pingpongfenomeen: de patiënt gaat op vrijdag naar huis om op maandag weer slechter te worden opgenomen, omdat het thuis 'echt' niet gaat. Mede door de toename van de thuiszorg is in de laatste twintig jaar in de grotere ziekenhuizen een reductie in verpleegdagen tot stand gekomen van gemiddeld dertig tot minder dan negen dagen per opname.

Een ander voorbeeld wordt gevormd door de opvang van hartinfarcten. Sinds de jaren zeventig van de vorige eeuw daalt de sterfte aan hart- en vaatziekten gestaag. De ziekenhuisopnamecijfers laten echter in de laatste jaren een sterkere daling zien, uitgaande van de frequentie van hart- en vaatziekten. Voor mannen is het gestandaardiseerde ziekenhuisopnamecijfer met 15% gedaald, bij vrouwen komt het percentage op 13. Deze daling is vooral het gevolg van de verschuiving van de opname naar dagverpleging en polikliniekbezoek. Zo worden mensen met ook andere ernstige afwijkingen nu poliklinisch behandeld, terwijl ze vroeger in het ziekenhuis verbleven. Met de moderne medicatie en hulpmiddelen blijven patiënten lang in een stationaire conditie. In deze fase, waarin het welbevinden van de patiënt relatief goed is, zoekt deze tandheelkundige hulp.

De interactie tussen de lichamelijke pathologie, compensatiemechanismen en therapie enerzijds en de tandheelkundige behandeling anderzijds vergt van de tandarts kennis op medisch gebied.

1.3 VERANTWOORDELIJKHEID VAN TANDARTS EN MONDHYGIËNIST

De beste optie ter voorkoming van medische complicaties bij electieve tandheelkundige zorg is een multidisciplinaire benadering van de medisch gecompromitteerde populatie. Terwijl deze samenwerking vroeger bestond, vooral op het platteland, werken tandartsen en artsen nu geïsoleerd van elkaar. Is tussen medici onderling de overdracht soms al erbarmelijk, van een overdracht naar andere beroepsgroepen is nauwelijks sprake.

De medische professie heeft over het algemeen weinig kennis van de moderne tandheelkundige ingrepen, laat staan van de fysieke respectievelijk psychische belasting van deze behandelingen voor hun patiënten, anders dan uit eigen ervaring. In de artsenopleiding zit mogelijk slechts één college-uur met betrekking tot de mond.

De verantwoordelijkheid van de tandarts voor de medisch gecompromitteerde patiënt is door de lidstaten behorende tot de Europese Unie vastgelegd in twee rapporten.

1   'The report of the European Advisory Committee on the Training of Dental Practitioners'
    (Brussel 1986, 1994).
2   'Clinical proficiencies required for the practice of dentistry in the European Union' (Brussel, 4 juni 1996; XV/E/8316/8/93-EN Orig).

In deze rapporten zijn met name de gewenste vaardigheden vastgelegd, die tot meer inzicht in de gezondheid van de patiënt en tot preventie van calamiteiten moeten leiden:
- het afnemen van een anamnese, inclusief een medische anamnese;
- het begrijpen van de implicaties van systemische ziekten op tandheelkundig handelen;
- het voorkómen van medische calamiteiten;
- het leggen van verbanden tussen de algemene conditie en orale afwijkingen, waarbij de term oraal zich niet beperkt tot de mondholte, maar alle gebieden van het hoofd, de hals en zelfs het gehele lichaam betreft, wanneer dit relevant is voor de zorgverlening door een tandarts aan een patiënt in de context van een holistische behandeling.[2]

In Nederland is hieraan toegevoegd (*Staatsblad van het Koninkrijk der Nederlanden* 480; Besluit van 3 oktober 1997 in artikel 6d): 'Het beoordelen van de algemene gezondheid van de patiënt, het vaststellen van de relatie tussen algemene gezondheid en ziekten in de mond en van de implicaties van algemene gezondheidsafwijkingen voor het plannen van de tandheelkundige behandeling', aangevuld met artikel 9: 'Het aspect medische noodsituaties is zodanig ingericht dat de betrokkene in staat is tot zodanig handelen in medische noodsituaties dat de patiënt in een stabiele toestand komt en kan blijven totdat adequate hulp beschikbaar is.' In artikel 10 wordt gesproken over 'het doelmatig vastleggen van gegevens omtrent de patiënt'.

Uitgaande van het feit dat het in Nederland wettelijk is vastgelegd dat een ambulance binnen een kwartier na de melding de plaats des onheils moet hebben bereikt, houdt dit in dat een tandarts in staat moet worden geacht gedurende deze periode de toestand van zijn patiënt te stabiliseren. In de Nota van toelichting op het 'Besluit opleidingseisen tandarts', behorend bij de Wet BIG, wordt gesteld dat 'het kan voorkomen dat zich tijdens tandheelkundige behandeling complicaties voordoen die gericht medisch ingrijpen noodzakelijk maken. De tandarts moet deze complicaties kunnen onderkennen en soms ook kunnen oplossen.' Het is dus niet zo dat er zich complicaties voor kúnnen doen, deze dóén zich voor!

Voor de mondhygiënist (mondzorgkundige) nieuwe stijl geldt sinds 1997 ook de Wet BIG. Deze omschrijft het deskundigheidsgebied van de in deze wet geregelde beroepen. Er wordt onderscheid gemaakt tussen voorbehouden en niet-voorbehouden handelingen. Niet-voorbehouden handelingen mag iedereen uitvoeren die in deze handelingen bekwaam is, wél voorbehouden handelingen zijn voorbehouden aan bepaalde hulpverleners.

Bepaalde voorbehouden handelingen zijn toegestaan aan tandartsen, mits deze binnen hun deskundigheidsgebied vallen en de tandartsen bekwaam zijn om de handelingen uit te voeren (artikel 36 uit de Wet BIG).[3]

Onder bepaalde voorwaarden mogen ook mondhygiënisten voorbehouden handelingen uitvoeren. Als de handelingen niet behoren tot het wettelijke deskundigheidsgebied van de mondhygiënist, noemt men dit *taakdelegatie*. Als de handelingen wel behoren tot het wettelijke deskundigheidsgebied van de mondhygiënist, noemt men dit *taakherschikking*.

Het verschil tussen deze twee termen schuilt in de eisen die de wet stelt. Sinds medio 2006 is het deskundigheidsgebied van alle mondhygiënisten, en daarmee ook hun werkterrein, door de overheid uitgebreid. Recentelijk afgestudeerde mondhygiënisten hebben een opleiding die aangepast is aan hun deskundigheidsgebied. Dat geldt echter niet voor mondhygiënisten die een oudere, veel kortere opleiding hebben genoten. Aangezien de uitbreiding van het deskundigheidsgebied en daarmee ook het werkterrein voor alle mondhygiënisten geldt, moeten vooral de mondhygiënisten met een oudere opleiding er zelf voor zorgen dat hun bekwaamheid gelijke tred houdt met die van hun meer recentelijk afgestudeerde collega's wat betreft het deskundigheidsgebied.

Het aantal verrichtingen dat de mondhygiënist mag uitvoeren is uitgebreid, maar ook de toegankelijkheid van de mondhygiënist is vergroot, doordat de tandarts de patiënt niet meer altijd als eerste hoeft te zien. Vooral bij medisch gecompromitteerde patiënten is het daarom belangrijk er rekening mee te houden dat de mondhygiënist bij het onderzoek van de patiënt niet altijd over een door de tandarts gestelde diagnose beschikt. Wanneer de patiënt zich rechtstreeks tot de mondhygiënist wendt, zal deze het eigen onderzoek moeten uitbreiden tot een screeningsonderzoek van de mondgezondheid. In het kader van dit screeningsonderzoek worden in de wet met name genoemd: het afnemen van een anamnese die de tandheelkundige, medische, persoonlijke en sociaal-culturele achtergronden bevat en tevens het geneesmiddelengebruik in kaart brengt. Ook hier geldt weer dat recent afgestudeerde mondhygiënisten dergelijke zaken in hun opleiding hebben gehad en dat mondhygiënisten met een oudere opleiding zich moeten *bezinnen* op eventuele bij- en nascholing.

Door het afnemen van de medische anamnese wordt het begrip 'medisch gecompromitteerd' ook in de mondhygiëne geïntroduceerd bij de patiëntbehandeling, een begrip dat in de wetgeving verder niet voorkomt. Hierdoor komt in de wetgeving ook de preventie, specifiek gericht op de medisch gecompromitteerde patiënt, onvoldoende tot uiting.

Het afnemen van een medische anamnese is alleen zinvol als men actie onderneemt naar aanleiding van de gevonden resultaten. Daarbij is het vaststellen van een risicoprofiel voor mondhygiënische handelingen een hulpmiddel, waaraan echter wel consequenties in de zin van voorzorgsmaatregelen verbonden dienen te worden.[4]

Met de huidige beschikbare kennis en middelen is noch in de algemene tandartspraktijk noch in de mondhygiënepraktijk de volledige wettelijke taakstelling haalbaar. Daarmee wordt bij beide beroepsgroepen de nadruk meer dan ooit gelegd op preventie. In het geval van de mondhygiëne is preventie bijna een must, omdat er bij een accident geen medicatie mag worden gegeven. Een schrijnend voorbeeld: bij een anafylactische reactie op het conserveermiddel in het toegediende lokale anestheticum mag de mondhygiënist geen adrenaline (lees: EpiPen) noch corticosteroïden toedienen, terwijl deze medicatie levensreddend kan zijn. Heeft de patiënt een EpiPen in zijn of haar bezit, dan mag deze zichzelf wel deze injectie geven.

De tandarts en de mondhygiënist dienen het optreden van medische accidenten gedurende hun handelen te voorkómen. Dit wordt vanuit de wetgeving opgelegd, maar is zeker niet minder ethisch ondersteund. Dit geldt evenzo voor het ontstaan van medische, door tandheelkundige therapie geïnduceerde afwijkingen en onnodig tandheelkundig handelen op basis van medisch geïnduceerde afwijkingen, zoals het met waterstofperoxide behandelen van een necrotiserende gingivitis zonder zich te realiseren dat deze een onderdeel kan vormen van een acute myeloïde leukemie. Er is hierbij zowel sprake van een professioneel-ethische als van een juridische verantwoordelijkheid.

In Nederland bestaat er maar één medische anamnese voor de tandheelkundige praktijk waarbij is getoetst of deze werkelijk opbrengt wat van een goede anamnese mag worden verwacht. Deze anamnese – aangevuld met een risicoschatting –, waarop preventieve maatregelen zijn geënt, verkleint de kans op medische accidenten in de praktijk, zoals uit onderzoek is gebleken.[5,6]

In de Verenigde Staten stelt men vragenlijsten ter beschikking die door de patiënt zelf worden ingevuld en ondertekend. Een dergelijke lijst biedt daar bescherming tegen een wettelijke aansprakelijkheid wanneer er bij de behandeling complicaties optreden ten gevolge van niet door de patiënt vermelde afwijkingen of ziekten. Deze procedure van het *informed consent* functioneert slechts als voor de cliënt de risico's van zijn behandeling af te wegen zijn. Dit is in Nederland over het algemeen niet het geval. Toch verschaft de medische anamnese, mits op schrift gesteld, naast informatie ook een zekere bescherming tegen het toenemende aantal claims.

In Angelsaksische landen maken tandartsen ter aanvulling van de medische anamnese gebruik van zowel lichamelijk onderzoek als laboratoriumonderzoek van de patiënt. In Nederland is dat ondenkbaar.

1.4 HET EUROPESE MEDISCH RISICO REGISTRERENDE HISTORIE-SYSTEEM (EMRRH)

Na jaren onderzoek blijkt de optimale anamneselijst 22 tot 25 risicopresenterende vragen te omvatten.

De medische vragen

Als men willekeurig vragen stelt, worden deze niet altijd juist door de patiënt geïnterpreteerd. Niet elke vraag leidt tot een antwoord dat juist is. Het onderzoek naar de validiteit betreft de vraag of de anamneselijst een goed beeld geeft van de gezondheidstoestand van de patiënt. Daarbij wordt als 'gouden standaard' gebruikgemaakt van een arts met vele jaren ervaring in *pre-assessment*-onderzoek op een afdeling Mondziekten en Kaakchirurgie.

Het blijkt dat soms een kleine verandering in de vraagstelling de opbrengst van een vraag al negatief kan beïnvloeden.
In 1992 werd de vraag naar allergie als volgt geformuleerd: 'Hebt u hooikoorts? Hebt u ooit abnormaal gereageerd op medische materialen (jodium, rubber, antibiotica)?' Deze vraag werd bij mondelinge navraag door een daarvoor opgeleide arts even vaak positief beantwoord als de door de patiënten ingevulde vraag van de anamneselijst. In 1998 werd deze vraag gewijzigd in: 'Hebt u ooit een allergische reactie gehad na gebruik van tandheelkundige of medische materialen?' Plotseling werd deze vraag door vier patiënten negatief beantwoord terwijl dit bij navraag apert onjuist bleek te zijn (vals-negatief). Een vals-negatief resultaat betekent voor de tandarts en de mondhygiënist een risico. Doordat de afwijking dan niet bekend wordt, blijven preventieve maatregelen uit.

Op grond van dit resultaat werd in 2000 de vraag weer anders verwoord: 'Hebt u ooit een allergische reactie gehad op penicilline, aspirine, latex, tandheelkundige of medische materialen of iets anders?' Het resultaat was dat de vraag weer de antwoorden opleverde die gewenst waren.

Tijdens een jarenlang durend, in Europees verband opgezet onderzoek bleek dat de foutpositieve gegevens werden geëlimineerd doordat de tandarts deze verifieert. De vragen die foutnegatieve antwoorden opleverden, werden gewijzigd totdat deze tot een minimum werden gereduceerd.

Omdat tandheelkundige behandelingen verschillende psychische en fysieke belastingen inhouden en omdat daarbij tevens de ernst van medische orgaanlaesies varieert, werd de behoefte gevoeld aan een fysiek bepaalde risico-indeling. De medische anamneselijst wordt derhalve gekoppeld aan het internationaal ingeburgerde ASA-classificatiesysteem bij preoperatief onderzoek. Deze ASA-score (American Society of Anesthesiologists) dateert uit 1942. De gepresenteerde EMRRH met ASA-score is gemodificeerd voor tandheelkundig handelen onder lokale anesthesie, waarbij rekening is gehouden met specifieke gegevens, verkregen uit wetenschappelijk onderzoek bij tandartsen in tien Europese landen. Deze modificatie wordt aangeduid met mASA.

Voorbeelden van de gemodificeerde ASA (mASA)

Een formele ASA-risicoscore is overgewicht, omdat de meeste gassen die bij algehele anesthesie worden toegepast zich eerst in het vetweefsel ophopen. Dit geldt niet voor lokale anesthesie, en daarom is het item gewicht in de medische anamnese voor de tandheelkundige professie weggelaten. Daarentegen is het item flauwvallen of collaps toegevoegd. Met dit gegeven in de anamnese behoeft de anesthesist geen rekening te houden; hoe eerder de patiënt buiten kennis is, des te beter.

Toetsing EMRRH

De bruikbaarheid van de Europese Medisch Risico Registrerende Anamnese (EMRRH) is in alle betrokken landen getoetst. Niet alleen met betrekking tot de inventarisatie naar het vóórkomen van medische problemen bij patiënten, maar ook met betrekking tot de gebruiksvriendelijkheid van de vragenlijst. De algemeen practici die betrokken waren bij dit onderzoek zijn positief ten aanzien van het gemak, de geïnvesteerde tijd en de opbrengst. De lijst staat op één A4, waarbij tevens de mogelijkheid van een *updating*-procedure eraan is toegevoegd.[7]

De patiënten zijn over het algemeen positief gestemd over deze als zorgvuldig ervaren interventie door hun tandarts. Slechts 0,9% van de patiënten weigerde medewerking aan het onderzoek, 0,02% wilde ook geen gegevens aan de eigen tandarts ter beschikking stellen. In het laatste geval gaat het om psychiatrisch behandelde patiënten en één patiënt die op doorreis is.

Om het drieluik medische anamnese, risicoscore en preventie – het EMRRH-systeem – compleet te maken wordt de medische anamnese niet alleen aangevuld met de risico-indeling gericht op systemische afwijkingen die interfereren met tandheelkundig handelen, maar tevens met tandheelkundige en medische preventieve maatregelen. Een alternatief vormt een geautomatiseerd EMRRH-systeem, waarin alle drie de genoemde aspecten zijn verwerkt.

LITERATUUR

1   Gegevens CBS, 2007.
2   European Commission. Advisory committee on the training of dental practitioners. Clinical proficiencies required for the practice of dentistry in the European Union. Brussel 1994.
3   Biesaart MCIH. Commentaar bij art. 36 BIG. In: Sluijters B, Biesaart MCJM, Hamilton GCJM, Kalkman LE. Gezondheidsrecht, tekst en commentaar. Deventer: Kluwer, 1999.
4   Abraham L, Brands WG. Mondhygiënist van nu: pas op je tellen! Ned Tijdschr voor Mondhygiëne 2007;12(8):15-19 & 2008;13(1):14-17.
5   Keur I, Smeets EC, Jong KJM de, Abraham-Inpijn L. Medische accidenten in de tandartspraktijk. Ned Tijdschr Tandheelknd 1998;105:162-166.
6   Smeets EC, Keur I, Oosting J, Abraham-Inpijn L. Acute Medical Complications in 277 General Dental Practices. Prev. Med. 1999;28:481-487.
7   Abraham-Inpijn L, Russell G, Abraham EA, Bäckman N, Baum E, Bullón-Fernández P, Declerck D, Fricain JCh, Georgelin M, Karlsson KO, Lamey PhJ, Link-Tsatsouli I, Rigo O. A patient-administered Medical Risk Related History Questionnaire (EMRRH) for use in ten European countries (multi centre trial). Oral Surgery, Oral Medicine, Oral Pathology, Oral Radiology and Endodontology 2008;105(5):597-605.

2 Het EMRRH-systeem in de praktijk

De kenmerken van het EMRRH-systeem zijn dat:
- de patiënt de vragenlijst zelf kan invullen;
- een korte controle achteraf door de tandarts voldoende is;
- de vragenlijst risicobepalend werkt.

De ASA-risicoscore wordt oorspronkelijk ingedeeld in vijf hoofdgroepen.
- De gezonde cliënt wordt door groep I gesymboliseerd. Deze patiënten kunnen elke geïndiceerde tandheelkundige behandeling ondergaan.
- Risicoscore II wordt als volgt gedefinieerd: 'De patiënt heeft een systemische afwijking die klachten veroorzaakt bij psychische of lichamelijke inspanning.' Er treedt geen beperking bij dagelijkse activiteiten op. In de tandheelkundige situatie zijn minimale maatregelen soms beter.
- Patiënten behorend tot risicogroep III en IV zijn van belang in het kader van de preventie van acute medische risico's in de tandheelkundige praktijk. Groep III is de groep waarbij een verandering in het welbevinden van de patiënt optreedt doordat er beperkingen optreden in het dagelijks leven.
- Bij groep IV is er een contra-indicatie tegen electieve tandheelkundige ingrepen, omdat deze patiënten lijden aan systemische afwijkingen die op korte of langere termijn tot de dood zullen leiden.
- Groep V omvat patiënten die binnen 24 uur overlijden indien geen chirurgische behandeling plaatsvindt. Deze patiënten verschijnen nimmer in de tandheelkundige praktijk.[1,2]

Om de tijdsinvestering voor de patiënt te beperken zijn de vragen in blokken gesteld.

De 'signalerende' hoofdvraag staat vetgedrukt en wordt, indien positief beantwoord (ASA-score II), gevolgd door 'risicobepalende' subvragen (ASA-scores III en IV). Als de patiënt de hoofdvraag met 'nee' beantwoordt, hoeven de subvragen niet te worden beantwoord. Alle ASA-scores hoger dan I leiden tot voorstellen voor algemene en specifieke tandheelkundige en medisch-preventieve maatregelen.

Het invullen van de EMRRH neemt bij gezonde mensen twee minuten in beslag en – afhankelijk van het aantal afwijkingen – maximaal tien minuten bij mensen met meerdere lichamelijke klachten. In de regel is het gewenst bij het eerste consult een volledige EMRRH af te nemen. Bij elk volgend contact met de patiënt is een aanvulling van deze basisanamnese met drie gerichte vragen voldoende:
- Bent u in de afgelopen periode nog bij een arts of specialist geweest? Zo ja, waarom?
- Is er in de afgelopen periode iets aan uw gezondheid veranderd?
- Is er aan de medicatie in de afgelopen periode iets veranderd? Iets erbij? Iets verminderd? Waarom?

De EMRRH signaleert alleen de aanwezigheid van medische pathologie die met tandheelkundig handelen interfereert. De lijst geeft tevens op een eenvoudige wijze het risico van de bij de patiënt gesignaleerde pathologie tijdens tandheelkundig handelen weer. Daarbij is voornamelijk gelet op het voorkómen van acute accidenten. Het medisch risico wordt aangegeven door het gebruik van een aangepaste vorm van de oorspronkelijke ASA-risicoclassificatie en wordt daarom de gemodificeerde ASA-score genoemd (*modified* ASA-risicoscore of mASA).

Bedenk dat de vragenlijst net als de anamnese een relatief waarheidsgehalte heeft. Vaak komen patiënten terug op de verstrekte informatie, of blijken ze zaken bewust of onbewust te hebben achtergehouden. Dit laatste komt regelmatig voor bij geneesmiddelengebruik. De dagelijkse pil bij hartklachten, die al jarenlang wordt geslikt, is als het ware bij die persoon gaan horen en wordt daardoor niet meer als medicijn ervaren.

Als het invullen van de autoanamnese problemen oproept, bijvoorbeeld bij kinderen, bij onvoldoende kennis van de Nederlandse taal of bij geestelijk mindervaliden, is een heteroanamnese aangewezen om de vragenlijst in te vullen. Hiervoor kan men de medewerking inroepen van een begeleider, familielid of goede kennis. Vaak moet men zich van een heteroanamnese niet te veel voorstellen, omdat zelfs in familiekring lang niet alle relevante gegevens bekend blijken te zijn.

De vraag op welke leeftijd er begonnen moet worden met het afnemen van een medische anamnese is niet moeilijk te beantwoorden, want het is een illusie dat kinderen en jonge mensen altijd gezond zijn. In de leeftijdsgroep tussen 18 en 24 jaar blijkt bij een onderzochte populatie van bijna 30.000 patiënten in een tandheelkundige setting dat 85,6% gezond is. Van de resterende 14,4% heeft 9,7% een mASA van II; 2,8% heeft III als risicoscore en 1,9% komt op de hoogste score van IV. Voor jonge kinderen is de voorliggende medische anamnese geen goede optie.[3]

2.1 INSTRUCTIE EMRRH

2.1.1 Instructie voor de patiënt

Het verdient de voorkeur de patiënt behalve mondelinge ook schriftelijke informatie te verschaffen met betrekking tot het anamnesesysteem. Hoe deze informatie ter beschikking wordt gesteld (bijvoorbeeld posters of folders), is afhankelijk van de individuele bedrijfsvoering. Voor de patiënt dienen de 'waarom, wat en hoe'-vragen aan de orde te komen.

Waarom al die vragen?

Het kan vreemd op u overkomen wanneer u in de wachtkamer van de tandarts of mondhygiënist een lijst krijgt met vragen over uw algemene gezondheid, terwijl u komt voor een controle van uw gebit. Het is zowel voor de tandarts als voor de mondhygiënist van belang op de hoogte te zijn van uw gezondheid en van het gebruik van geneesmiddelen. Alle vragen die u worden gevraagd in te vullen op de gezondheidslijst zijn van belang voor tandheelkundige behandelingen. Alleen zo kunnen tijdens uw behandeling de juiste maatregelen worden genomen om elk probleem hoe klein ook te voorkómen.

Een paar voorbeelden:
- Bij iemand met een hartziekte kunnen pijn en angst tijdens de tandheelkundige behandeling toename van de klachten veroorzaken. Als uw tandheelkundig behandelaar de ziekte kent, zal hij zorgen dat hij iedere pijn en ongemak voorkomt, of hij zal voorzorgsmaatregelen treffen die de klachten voorkomen.
- Het komt een enkele keer voor dat een patiënt met epilepsie of vallende ziekte een aanval krijgt tijdens de behandeling. Als de tandarts weet dat dit tot de mogelijkheden behoort, zal hij nimmer een afspraak maken op een ongunstig tijdstip. Hij zal de patiënt altijd vragen met een begeleider te komen, en hij zal tijdens zijn werkzaamheden extra attent zijn op een begin van de aanval, zodat hij tijdig kan zorgen dat als de aanval begint elk instrument uit de mond van de patiënt is verwijderd, zodat de patiënt niet in gevaar komt.
- Patiënten die eerder een allergie hebben getoond voor een geneesmiddel kunnen soms allergisch reageren op lokale verdoving. De tandarts zal bij een dergelijk patiënt zorgen dat hij de middelen bij de hand heeft om een allergische aanval te onderdrukken.

- Mensen met astma of een uitgerekte long, kunnen kortademig worden bij het openen van de mond tijdens de tandheelkundige behandeling. Maak goede afspraken om de tandarts of mondhygiënist te laten weten dat u uw mond wilt sluiten. Korte afspraken op het ogenblik dat uw ziekte weinig klachten geeft en een rubberdam in de mond kunnen veel ongemak voorkomen.
- Een bloedingneiging als gevolg van het gebruik van 'bloedverdunnende' medicijnen kan na het trekken van een tand of kies nabloeden veroorzaken. Afspraken vooraf met de trombosedienst en goed bloedstelpende maatregelen tijdens en na de behandeling kunnen dergelijke problemen in de regel voorkomen.

Wat wordt er gevraagd?

Eerst vindt u enkele zogenaamde open vragen met betrekking tot uw bezoek aan de huisarts of de specialist. Daarna volgen vragen over gezondheidsproblemen die voor tandheelkundige behandeling van belang zijn. Ten slotte wordt gevraagd naar de geneesmiddelen die u gebruikt. Als u iets niet begrijpt, vraag dan uw tandarts om uitleg.

Hoe kunt u de lijst het gemakkelijkst invullen?

Op de ene zijde van de lijst vindt u vragen over uw gezondheid, die u met ja of nee kunt beantwoorden. Vul alle vetgedrukte vragen in. Als u een vetgedrukte vraag met 'ja' beantwoordt, dient u ook de dun gedrukte vragen eronder in te vullen.

Is het antwoord op een vetgedrukte vraag 'nee' , dan slaat u de dun gedrukte vragen over tot aan de volgende vetgedrukte vraag.

De volledig ingevulde lijst levert u bij uw tandarts of mondhygiënist in. Met uw gegevens zal strikt vertrouwelijk worden omgegaan.

De andere zijde met algemene vragen is bestemd voor de tandarts. U hoeft hier niets in te vullen. Indien dat nodig is zal de tandarts of mondhygiënist nog enkele aanvullende vragen stellen. Als u een vraag niet goed begrijpt of als er meerdere antwoorden mogelijk zijn, overleg dan even met uw tandarts.

HET EMRRH-SYSTEEM IN DE PRAKTIJK 19

Voorbeeld van een ingevulde vragenlijst

	Ja	Nee
Lijdt u aan een schildklierziekte? Zo ja,	X	–
Is dit een vertraagde functie?	–	X
Is dit een versterkte functie?	–	X
Hebt u een leverziekte? Zo ja,	–	X
Langer dan 6 maanden?	–	–
Hebt u daarvoor een dieet of medicijnen?	–	–

2.1.2 Instructie tandarts/mondhygiënist

Aan iedere 'nieuwe' patiënt wordt voorafgaand aan de behandeling een EMRRH ter beschikking gesteld. Een alternatief is het invullen van een geautomatiseerd exemplaar in de praktijk (aan de balie?), voorafgaand aan de behandeling, met of zonder hulp van een assistente. De patiënt vult alle vetgedrukte vragen (signalerende hoofdvragen) in door ja of nee te markeren. Alleen indien zo'n vraag positief wordt beantwoord, moeten de bijbehorende risicobepalende vragen eronder worden ingevuld. Indien de patiënt de hoofdvraag met nee beantwoordt, zijn de subvragen niet van belang.

De tandarts of mondhygiënist verifieert alle antwoorden. Is er niets overgeslagen? Heeft de patiënt de vragen begrepen? Is het antwoord op dit moment nog van kracht?

Algemene vragen

1 **Hebt u ooit medische problemen of complicaties gehad tijdens tandheelkundige behandeling?**   ja/nee

   Zo ja, aard van de complicatie? ....

   Bij welke tandarts? ....

2 **Hebt u ooit problemen gehad bij gebruik van medicijnen?**   ja/nee

   Zo ja, aard van de problemen? ....

   Bij welke medicijnen? ....

Deze vragen geven geen direct risico aan. Het doel is de patiënt een mogelijkheid te bieden om problemen aan te geven die mogelijk door het strakke regime van de risicodragende vragen verloren dreigen te gaan.

Risicobepalende vragen

Om de investering in tijd voor de patiënt tot een minimum te beperken zijn de vragen zo geformuleerd dat bij een negatief ingevulde vetgedrukte hoofdvraag overgegaan kan worden naar de volgende hoofdvraag. Het invullen van de aanvullende vragen is in dat geval niet meer nodig. De patiënt is voor dat onderwerp gezond. Wordt de vetgedrukte hoofdvraag positief beantwoord, dan leidt het invullen van de aanvullende vragen in het blok tot een oplopende risicovaststelling.

Invulvoorbeeld

	Ja	Nee	mASA-risico
Hebt u een leverziekte?	X	–	II
Zo ja, langer dan 6 maanden?	X	–	III
Hebt u daarvoor een dieet of medicijnen?	–	X	(IV)
Hebt u astma?	–	X	II
Zo ja, hebt u daar nu last van?	–	–	III

De eerste vraag scoort positief tot risico III. De onderste vraag scoort risico I, doordat de hoofdvraag met nee wordt beantwoord. De patiënt is met betrekking tot dit ziektebeeld gezond. Het ontbreken van een mASA-risicoscore IV bij deze vraag is een praktisch gegeven. mASA-score IV wordt gevormd door de patiënt die zich in een status asthmaticus bevindt. Dit is een dermate ernstig en uitputtend ziektebeeld dat de patiënt niet in staat zal zijn om de tandarts te bezoeken.

De vraag naar de medicatie (mASA II)

Deze vraag heeft een dubbele functie. Ten eerste verifieert de vraag of de antwoorden op de risicodragende vragen overeenkomst vertonen met het medicijngebruik. Daarbij wordt rekening gehouden met het feit dat in de toekomst meer medicijnen zonder recept verkrijgbaar zullen zijn. Als een patiënt ziekten aangeeft met een duidelijk risico en elke medicatie wordt ontkend, ligt het in de rede naar deze tegenstelling te informeren. Omgekeerd kan een patiënt elke ziekte ontkennen, maar wel aangeven medicatie te gebruiken. Dit laatste wordt regelmatig gezien bij een behandelde hypertensie. De patiënt had een hoge bloeddruk, er wordt medicatie gebruikt en nu is bij controle de bloeddruk normaal. De patiënt zal de vraag over de hoge bloeddruk mogelijk negatief beantwoorden, terwijl bij de medicatie de therapie duidelijk naar voren komt. Ten tweede is de vraag bedoeld om mogelijke interacties met tandheelkundig handelen op te sporen en orale bijwerkingen te traceren.

Om te voorkomen dat de tandarts of mondhygiënist een onoverzichtelijk verhaal over de medicatie te horen krijgt, zijn er twee opties.
1 U laat de patiënt alle gebruikte medicatie meenemen.
2 U vraagt de patiënt toestemming de medicatie bij de apotheker op te vragen. De automedicatie wordt dan gemist. Deze optie heeft wel als voordeel dat sommige apothekers de service leveren ook de interacties en bijwerkingen te melden.

2.2 VAN MRRA TOT EMRRH

Ook op Europees niveau bleek er behoefte te bestaan aan een medische risicobepaling ter voorkoming van accidenten tijdens tandheelkundig handelen. In Europees verband is in 1996 een samenwerking tussen twaalf universitaire centra tot stand gekomen, die in 2000 tot een consensus heeft geleid: European Medical Risk Related History (EMRRH). Deze medische anamnese is de enige in Europa waaraan een validiteitstudie is verbonden en waarbij gestreefd is naar een zo goed mogelijke specificiteit en sensitiviteit.[4, 5, 6] Al deze gegevens zijn in 2008 gepubliceerd.[7]

De conclusie van de deelnemers was: 'Considering the targets mentioned, the EMRRH should be included in the future dental curriculum and in the programme of continuous education of dentists'; EMRRH zou moeten worden toegevoegd aan het programma voor de voortdurende bijscholing van tandartsen in Europa. Dit doel is tot nu toe beperkt bereikt. De deelnemende centra inclusief het Academisch Centrum Tandheelkunde Nijmegen hebben het EMRRH-systeem opgenomen in hun curriculum. Ook enkele centra voor Bijzondere Tandheelkundige hulp zijn overgeschakeld op dit systeem. De landen waar het EMRRH-systeem het meest wordt gebruikt, zijn Zweden, IJsland en Spanje.

Volgens sommige deelnemers aan het onderzoek kunnen levensbedreigende situaties in de tandartspraktijk voor 90% door preventie worden voorkomen, onafhankelijk van het feit of dit gebeurt door middel van premedicatie of door een wijziging van de voorgenomen tandheelkundige behandeling.

Om te kunnen voldoen aan de aanvullingen op de Wet BIG uit het Staatsblad van 1997 is echter preventie alleen niet voldoende. De wet eist het kunnen herkennen van calamiteiten en het in staat zijn de patiënt hierbij op te vangen totdat verdere medische hulp beschikbaar is. Ook scholing hierin blijft derhalve noodzakelijk.

LITERATUUR
1 Saklad M. Grading of patients for surgical procedures. Anaesthesiology 1941;2:281-284.
2 Jong KJM de. The medical history in Dentistry [proefschrift]. Amsterdam: Universiteit van Amsterdam, 1992.
3 Smeets EC, Jong KJM de, Abraham-Inpijn L. Detecting the medically compromised patient in dentistry by means of the Medical Risk Related History (MRRH). Prev Med 1998;27:530-535.
4 Fenton MR, McCartan BE. Validity of a patient self-completed health questionnaire in a primary care dental practice. Community Dent Oral Epidemiol 1992;20:130-132.
5 Jolly DE. Interpreting the Medical History Evaluation. Can Dent Ass J 1995;20:19-28.
6 Pistorius A, Kunz M, Jakobs W, Willershausen B. Eur J Med Res 2002;7/1:35-43.
7 Abraham-Inpijn L, Russell G, Abraham EA, Bäckman N, Baum E, Bullón-Fernández P, Declerck D, Fricain JCh, Georgelin M, Karlsson KO, Lamey PhJ, Link-Tsatsouli I, Rigo O. A patient-administered Medical Risk Related History Questionnaire (EMRRH) for use in ten European countries (multi centre trial). Oral Surgery, Oral Medicine, Oral Pathology, Oral Radiology and Endodontology 2008;105(5):597-605.

3 Medische anamnese, risicobepaling en preventie

In dit hoofdstuk wordt de symptomatologie besproken en worden de hierbij behorende oorzakelijke verbanden aangestipt. Daarna volgt per anamnesevraag de risicoscore en de daarbij behorende voorzorgsmaatregelen (preventie).

De adviezen worden doorgenummerd om te verduidelijken dat de adviezen bij mASA-score II van kracht blijven bij mASA-score III en eventueel bij mASA IV. Indien dit in uitzonderlijke gevallen anders is, wordt dit aangegeven. ASA I ontbreekt omdat bij een gezonde patiënt in principe elke tandheelkundige handeling mogelijk is.

Dit hoofdstuk is bedoeld als een praktische handleiding. Dit is de reden dat is afgezien van een te uitgebreide informatie. De lezer vindt deze informatie in naslagwerken.[1]

Vraag 1
Hebt u pijn of een knellend gevoel op de borst bij inspanning (angina pectoris)? Zo ja, II
Hebt u uw activiteiten moeten verminderen? III
Hebt u ook klachten in rust? IV
Zijn uw klachten recentelijk toegenomen? IV

3.1.1 Symptomen
De anamnese is de betrouwbaarste methode om angina pectoris op te sporen. Alleen bij een atypische anamnese is het zinvol een inspanningscardiogram te laten verrichten of een perfusiescan waarmee ischemie kan worden aangetoond.
Er worden vier typen angina pectoris onderscheiden:
1 De *klassieke* of *stabiele angina pectoris*. Deze manifesteert zich door een knellende, drukkende of snoerende pijn achter het sternum. Provocatie van de klachten treedt altijd op bij ongeveer gelijke lichamelijke of emotionele inspanning, bij koude en warmte of bij zware maaltijden. Deze afwijking berust op een geleidelijk optredende vernauwing van de coro-

nairvaten door atherosclerotische plaques. Tot een vernauwing van tussen de 30 en 70% van de doorsnede van een vat hoeft de patiënt geen klachten te tonen.

Uitstraling van de pijn kan optreden naar de onderkaak, de tanden, de nek, de keel, het processus mastoidiae, de neuspunt, het palatum, de schouders, de rug en de linker- of rechterarm tot aan de pink. Het gaat echter altijd om uitstralingspatronen en vrijwel nooit om een enkele scherp begrensde locatie. De pijn kan echter bij uitzondering ook zonder klachten achter het borstbeen optreden, bijvoorbeeld aan één kaakhelft, zich presenterend als kiespijn. Angina pectoris waarbij de pijnklacht ook de mandibula betreft, zou in 18% van de gevallen voorkomen.[1] De diagnose wordt gesteld op het ontstaan bij inspanning en het binnen vijf minuten gunstig reageren op nitraten. Slechts zeer zelden wordt gewag gemaakt van bilaterale kaakpijn en wordt pijn ter hoogte van het zygoma aangegeven.

De pijn wordt veelal met de gehele hand of met beide handen op het sternum aangegeven (teken van Levin, afbeelding 3.1.1) en duurt meestal zolang de inspanning aanhoudt. De uitlooptijd in rust kan echter 5-15 minuten bedragen of 5 minuten na sublinguaal gebruik van nitroglycerine. Langer durende pijn wijst op een dreigend myocardinfarct.

2 Prinzmetalangina oftewel variantangina is een zeldzame vorm van angina pectoris die optreedt in rust en regelmatig gepaard gaat met ritmestoornissen, klam zweet en syncope. Vrij specifiek voor deze vorm zijn de nachtelijke aanvallen bij een vaak jongere leeftijdsgroep. Dit syndroom ontstaat door een abnormale productie van natuurlijke vasoconstrictoren of door een tekort in de fysiologische aanmaak van natuurlijke vaatverwijders. De aanvallen zijn moeilijk met medicatie onder controle te krijgen.

Afbeelding 3.1.1 Angina pectoris wordt regelmatig aangegeven met een vuist of hand die op het midden van het borstbeen wordt gedrukt, bekend als het teken van Levin

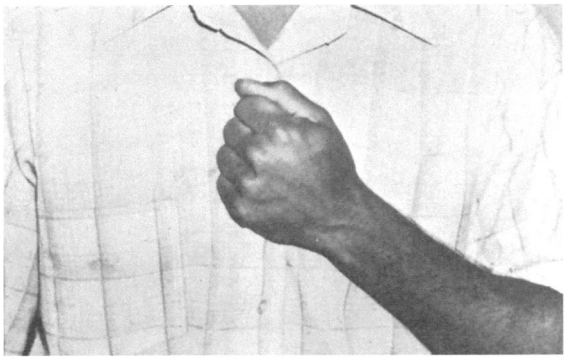

3   *Angina decubitus.* Deze angina pectoris wordt geprovoceerd door platliggen. De oorzaak wordt gezocht in een verminderde ademhalingsmogelijkheid in samenhang met het gevoel van onderwerping dat sommige patiënten in liggende houding ervaren.
4   *Instabiele angina pectoris* werd vroeger 'dreigend infarct' genoemd. Hierbij bestaat nog steeds alleen ischemie, maar het infarct met necrose van de hartspier dreigt binnen korte tijd indien de relatie tussen de zuurstofbehoefte en het zuurstofaanbod niet in gunstige zin verandert. Men spreekt van een instabiele angina pectoris als de klachten bij een stabiele vorm plotseling in intensiteit, duur en frequentie toenemen met een verminderde arbeidstolerantie. Maar ook als er na een klachtenvrije periode plotseling weer klachten optreden of als er klachten in rust komen of als de gevoeligheid voor de medicatie vermindert.[2]

Een veelgebruikte indeling naar de ernst van de angineuze klachten, onafhankelijk van de vorm of de oorzaak, is die volgens de richtlijn van de New York Heart Association (NYHA):
I   pijn treedt slechts onder uitzonderlijke omstandigheden op;
II   pijn treedt op bij grote inspanningen, bij een overgang van warm naar koud en bij emoties;
III pijn treedt op bij élke inspanning, temperatuurverandering of emotie;
IV   pijn in rust.

Patiënten hebben meestal als preventie bij angineuze klachten nitroglycerine in een of andere vorm ter beschikking. Bij meer dan twee aanvallen per week wordt overgegaan op een onderhoudsdosis bestaande uit bètablokkers, nitraten of calciumantagonisten. Als secundaire preventie worden acetylsalicylzuur en cholesterolsyntheseremmers voorgeschreven (NHG-standaard Stabiele Angina pectoris).[3]

Stress, pijn en platliggen in de tandartsstoel kunnen een provocatie voor angina pectoris vormen. De preventie is erop gericht om pijnklachten te voorkomen. Elke ischemie vormt een potentieel risico van het optreden van dodelijke complicaties nog voordat zich een myocardinfarct ontwikkelt. Door onder andere de echocardiografie is duidelijk geworden dat in fasen van ischemie het aangetaste wanddeel niet meedoet aan de bewegingen van het hart. Is dit deel groot, dan kan acuut hartfalen optreden. Daarnaast neigt elke ischemische cel in het lichaam tot elektrisch ontladen. Indien dit in de ischemische hartspier het geval is, kan hierdoor ventrikelfibrilleren ontstaan, met als gevolg een functionele hartstilstand. Ook andere ritmeafwijkingen zijn altijd mogelijk.

3.1.2 Preventie

Heeft men in de praktijk patiënten met angina pectoris, dan dient men rekening te houden met angina pectoris tijdens de werkzaamheden en daarmee met het potentiële risico, hoe klein ook, van een hartstilstand. Uit onderzoek blijkt dat in Nederland ischemie (angina pectoris) en een myocardinfarct, als oorzaken van ventrikelfibrilleren en daarmee *sudden death*, in de tandartspraktijk wel degelijk voorkomen.

Voorop dient te staan dat alle medewerkers kunnen reanimeren en dat dit ook regelmatig als groep wordt geoefend. Dit is onafhankelijk van het feit of men voor de sporadisch voorkomende gevallen ook de aanschaf van een defibrillator overweegt. Voor de meeste tandartsen zal het apparaat gedurende hun praktijkjaren onaangeroerd blijven, en gevreesd moet worden dat het op den duur in een kast verzeild raakt. Zowel voor de 'handmatige' reanimatie als voor het defibrillatorgebruik dient men regelmatig praktijkoefeningen te volgen.

Conclusie: leer met je staf goed reanimeren en houd dit bij! Leg logistieke maatregelen voor je praktijk vast en oefen op gezette tijden. Dit zal leiden tot een goede actie in geval van nood. Daarbij komt het feit dat ambulancepersoneel – getraind in het omgaan met een defibrillator – in Nederland binnen vijftien minuten na een melding volgens de wet aanwezig dient te zijn.

Preventieve maatregelen bij:

mASA II

1 Het voorkeurstijdstip van de tandheelkundige behandeling ligt in de middag (de bloeddruk en daarmee de belasting voor het hart is dan lager dan 's ochtends).
2 De voorkeurshouding is halfzittend (betere ademhaling, psychisch minder belastend).
3 Rustgevende omgeving creëren waarbij muziek en video als hulpmiddelen van nut kunnen zijn.
4 De behandelduur is afhankelijk van de tolerantie van de patiënt en wordt per individu bepaald. Een rustperiode in de wachtkamer voor vertrek naar huis voorkomt problemen onderweg.
5 Het meten van de pols en de bloeddruk als routine voorafgaand aan de behandeling wordt in Angelsaksische landen noodzakelijk geacht. Bij patiënten met een pre-existente hoge hartfrequentie of met een verhoogde bloeddruk stijgen deze waarden tijdens behandeling op onvoorspelbare wijze. Dit geldt maximaal tijdens extracties, scalen of rootplanen. Deze bloeddrukstijging stelt hoge eisen aan de zuurstofvoorziening van het

myocard. Bij een beperkte toestroom via de coronaire vaten – door de atherosclerotische vernauwing en doordat structureel al de maximaal mogelijke hoeveelheid zuurstof aan de circulatie wordt onttrokken – is de reservecapaciteit gering. In de Verenigde Staten wordt zelfs een continue registratie van *vital signs* aangeraden.

6   Goed werkende lokale anesthesie met vasoconstrictor is essentieel. Optimale pijnbestrijding is derhalve cruciaal. Door (onverwachte) pijn stijgt de bloeddruk en daarmee de belasting voor de coronaire circulatie ongecontroleerd. In Nederland staat sinds enkele jaren het gebruik van adrenaline als vasoconstrictor bij patiënten met angina pectoris ook niet meer ter discussie, omdat ze de anesthesie verbetert. Door de American Dental Association, in samenwerking met de American Heart Association, wordt al sinds 1984 een vasoconstrictor gepropageerd. Adrenaline als reactie op stress en pijn wordt door de eigen bijnier geproduceerd. De stijging van deze endogene adrenalineproductie heeft men niet in de hand, terwijl de uitwerking op het hart en de vaten gelijk is aan die van de exogeen toegediende vorm. Bij voorkeur wordt adrenaline 1:100.000 óf 1:200.000 als vasoconstrictor gebruikt. Bij het toedienen van lokale anesthesie is aspireren een verplichting. Als gesproken wordt van lege artis toegediende lokale anesthesie, wordt ervan uitgegaan dat aspiratie hieraan inherent is.[4]

Absolute contra-indicaties tegen adrenaline als vasoconstrictor zijn:
- instabiele angina pectoris of een recent infarct;
- refractaire ritmeafwijkingen die op het elektrocardiogram worden gezien en meestal bij de patiënt bekend zijn;
- een bloeddruk ≥ 200/115 mmHg;
- hartfalen;
- een feochromocytoom;
- hyperthyreoïdie;
- sulfietallergie, als het conserveermiddel in de carpule een sulfiet is.

Relatieve contra-indicaties zijn:
- tricyclische antidepressiva;
- fenothiazinen;
- MAO-remmers;
- niet-selectieve bètablokkers, aangezien de perifere weerstand van de vaten en daarmee de bloeddruk toeneemt.
  Felypressine, mits lege artis toegepast, vormt een alternatief. Laat de anesthesie goed inwerken alvorens de behandeling te starten.

7   Hoewel retractiedraden gedrenkt in adrenaline bij de meeste praktijken niet meer worden gebruikt, wordt ten overvloede erop gewezen dat deze gecontra-indiceerd zijn bij alle cardiale patiënten in verband met het sys-

temisch effect. Van de hoeveelheid aangewende adrenaline komt 24 tot 92% direct in de circulatie. Het systemisch effect op hart en vaten treedt direct in en provoceert angina pectoris. Retractiedraden met hemodent of aluin hebben de voorkeur.

8   Premedicatie is alleen geïndiceerd bij patiënten die extreem angstig zijn voor een tandheelkundige behandeling. Hiervoor kan een kortwerkende tranquillizer uit de diazepamgroep worden toegepast. De patiënt dient in dat geval niet met eigen vervoer naar huis te gaan. Voor de tandarts die beschikt over de mogelijkheid tot inhalatiesedatie ligt hier een indicatie. Ook hypnose wordt aangewend.

9   Hulpmiddelen en reservemedicatie – indien u dit type patiënten in uw bestand hebt, wordt aangeraden een nitroglycerinepreparaat (let op de vervaldatum) op voorraad te hebben en voorbereid te zijn op complicaties.

10 Bij pijnklachten de behandeling direct staken. Laat de patiënt zijn eigen medicatie innemen. Patiënten die bekend zijn met angina pectoris hebben vrijwel altijd een nitroglycerinepreparaat op zak, als pil voor onder de tong of als spray. Een patiënt die echter slechts zelden aanvallen heeft, toont u mogelijk een al verlopen medicament. Zorg derhalve voor een eigen voorraad.

Aangeraden kan worden: nitroglycerine of isosorbidedinitraat bij de acute aanval (tabel 3.1.1), in zittende of liggende houding. Nitraten worden al decennia met veel succes toegepast bij angina pectoris. In de jaren tachtig van de vorige eeuw ontdekte Furchgott pas dat gezond endotheel stikstofmonoxide (NO) afgeeft, een vrije radicaal, aan onderliggend glad spierweefsel, waardoor vaatverwijding wordt geïnduceerd. Inmiddels is bekend geworden dat NO de adhesie en aggregatie van bloedplaatjes remt. Bij coronarialijden is de afgifte van NO gestoord. De combinatie van NO-tekort en vaatdiametervernauwing veroorzaakt bij te hoge belasting de angina pectoris. Door de positieve invloed van nitraten op de NO-afgifte verbetert de bloedplaatjesfunctie en daalt de bloeddruk. Dit verlagende effect kan de patiënt in staande houding duizelig maken en in uitzonderlijke gevallen doen collaberen. De werking begint na dertig seconden. Daarna vijf minuten wachten. Bij gedeeltelijk verdwenen pijn de nitroglycerine of het isosorbidedinitraat éénmaal na vijf minuten herhalen. Blijft de pijn aanwezig, dan is vervoer naar een eerstehulppost aangewezen. Is de pijn binnen vijf minuten verdwenen, dan kan in overleg met de patiënt de behandeling, eventueel beperkt, worden voortgezet.

Tabel 3.1.1 Nitraten bij acute aanval angina pectoris

Stofnaam	Preparaat	Vorm	Eenheid
Isosorbidedinitraat	Isordil	tablet	5 mg
	Isosorbidedinitraat	tablet	5 mg
Nitroglycerine	Nitroglycerine	spray	0,8 mg
	Nitrolingual	spray	0,8 mg

mASA III

11 Voorafgaand aan de tandheelkundige ingreep kan in overleg met de patiënt preventief nitroglycerine of isosorbidedinitraat worden gegeven. Bijwerkingen zijn een 'rood hoofd' en hoofdpijnklachten, door de vaatverwijding. De preparaten werken klinisch na twee tot vijf minuten, met een maximale uitloop tot dertig minuten. Hier geldt: 'Voorkómen is beter dan genezen!'
12 Bij twijfel is het aan te raden om met toestemming van de patiënt de huisarts of specialist advies te vragen. Adviseer de patiënt zijn normale medicatie te blijven gebruiken.
13 Zuurstoftoediening 3 tot 5 l/min. per zuurstofbril of neuskapje wordt in verschillende landen aangeraden. Het is evenwel nog nooit bewezen dat zuurstoftoediening in het geval van ischemie van de hartspier een direct positief effect heeft. Er zijn echter patiënten waarbij het geven van zuurstof rustgevend en daarmee kalmerend werkt. In dat kader kan het behulpzaam zijn.
14 Felypressine als vasoconstrictor kan adrenaline vervangen als de tandarts niet zeker is van de toegepaste aspiratietechniek. Bedenk dat uw innerlijke rust of onrust op de patiënt wordt overgebracht.

mASA IV

Bij mASA IV is het risico zo groot dat afgezien moet worden van alle voorgaande preventieve maatregelen. Geen electieve tandheelkundige ingreep zonder fiat (liefst schriftelijk) van de huisarts of behandelend cardioloog. Bij risico IV bestaat de mogelijkheid de patiënt met aanvullende medicatie terug te brengen tot situatie III. In 20% van de gevallen van instabiele angina pectoris treedt het hartinfarct binnen drie maanden op.

In het geval van 'acute tandheelkundige nood' verwijst u de patiënt naar een eerstehulppost van een ziekenhuis. Als een ingreep gewenst is, zal men daar eerst door middel van een infuus een open weg naar de circulatie creëren, zodat elk gewenst medicament kan worden gegeven indien noodzakelijk. Daarna zal onder controle van de *vital signs* – zoals de hartslag en de bloeddruk – de behandeling worden uitgevoerd, mogelijk met een cardioloog en anesthesist stand-by.

Vraag 2
Hebt u ooit een hartinfarct gehad? Zo ja,	II
Hebt u uw activiteiten moeten verminderen?	III
Hebt u in de laatste zes maanden een hartinfarct gehad?	IV

3.2.1 Symptomen

Terwijl voor de inductie van angina pectoris predisponerende factoren aan te geven zijn, is dit bij het hartinfarct niet het geval. Dit verschil met angina pectoris wordt veroorzaakt door het feit dat de afsluitende trombose die het hartinfarct doet ontstaan onafhankelijk van stress of interventievariabelen optreedt. De pijn bij het hartinfarct treedt derhalve in circa 50% van de gevallen op als een donderslag bij heldere hemel. In 30% van de gevallen wordt het voorafgegaan door een toename of een verandering van angineuze klachten. In 10% van de gevallen ontbreekt elke voorafgaande pijnklacht en is het hartinfarct het eerste, overdonderende, symptoom.

1. *De klassieke symptomen* van een myocardinfarct zijn vaak niet te onderscheiden van ernstige angineuze klachten. Differentiaaldiagnostisch is van belang dat de pijn continu is en niet verbetert door rust of na toediening van nitraten. De pijn is soms heftiger van aard dan bij de angina pectoris, die de patiënt reeds kent. Het uitstralingsgebied is vaak groter, bijvoorbeeld niet alleen naar de kaak en de rug, maar ook naar de armen, zich uitstrekkend ulnair tot aan de pink, met een voorkeur voor links. Soms spreekt de patiënt niet over een uitstralende pijn, maar over een 'lam' gevoel in de arm of vingers. Ook het myocardinfarct kan zich presenteren als linkszijdige pijn aan de mandibula. Angst is bij een myocardinfarct een frequent symptoom.
2. *Bijkomende klachten* zoals misselijkheid, met of zonder braken, zijn een prognostisch ongunstig teken. Kortademigheid, transpireren en een collapsneiging wijzen mogelijk op een grote infarcering en kunnen het eerste teken zijn van een complicatie, zoals een linksdecompensatie of een pompfunctievermindering met bloeddrukdaling.
3. *Pols en bloeddruk* zijn variabel. De hartslag kan variëren van een langzame (bradycardie lager dan 60 slagen per minuut) tot een snelle regulaire (tachycardie meer dan 100 slagen per minuut) of een irreguliere actie (boezemfibrilleren). De bloeddruk wordt mede bepaald door de linkerkamerfunctie. Dikwijls is de pols aanvankelijk snel en regulair (sinustachycardie 100-110 slagen per minuut) en wordt de pols trager wanneer de angst en de pijn verminderen. De bloeddruk kan normaal of verhoogd zijn door

de toegenomen endogene adrenalineproductie. De ademhaling is als gevolg van de angst versneld. Hyperventileren in deze fase kan zowel de oorzaak als het gevolg zijn van het hartinfarct.

4   *De diagnose myocardinfarct* kan door de tandarts worden vermoed maar niet met zekerheid worden gesteld. Vereisten hiervoor zijn een elektrocardiogram (ecg-registratie) en het aantonen van een verhoging van de enzymen in het plasma, die bij verval van myocardcellen vrijkomen.

5   *Vroege complicaties* van een myocardinfarct kunnen de pijnsensatie naar de achtergrond schuiven, waardoor de diagnose myocardinfarct of ischemie als primaire pathologie niet duidelijk is. Dit geldt in het bijzonder voor de frequentste complicaties bij ischemie van de hartspier, namelijk de ritmestoornissen, die tot acute hartdood kunnen leiden.
  – acute hartdood of *sudden death* treedt in 20% van de gevallen van hartischemie als eerste en enige symptoom op. De patiënten overlijden, meestal ten gevolge van ventrikelfibrilleren. De ischemische hartspier rond het infarct neigt tot elektrische ontlading. Hierdoor kan een ventrikelfrequentie ontstaan van meer dan 500 per minuut met een functionele hartstilstand. Deze complicatie is ook bij angina pectoris (geen weefselschade) al beschreven. Reanimatie ter plaatse en vervoer naar een medisch centrum dienen met spoed gerealiseerd te worden;
  – andere ritmeafwijkingen ten gevolge van ischemische hartlaesies zijn onvoorspelbaar;
  – de cardiale shock is een vroege complicatie bij grote hartinfarcten. Door het spierkrachtverlies treedt pompfalen op en is de bloeddruk verlaagd. De criteria zijn een combinatie van een systolische bloeddruk < 90 mmHg en shocksymptomen zoals een grauwe huidkleur, een koude, klamme huid van de extremiteiten, perifere cyanose, rusteloosheid, wijde pupillen en duizeligheid bij zitten. Deze complicatie heeft ondanks vergaande technisch-klinische mogelijkheden een slechte prognose met een mortaliteit van 80%;
  – decompensatieklachten kennen meestal een linksdecompensatie, doordat de meeste infarcten door de dikkere ventrikelwand en de hogere eisen aan de zuurstofvoorziening ten gevolge van de hogere op te pompen bloeddruk voornamelijk in het linkerventrikel plaatsvinden. Eventueel blijft de bloeddruk hierbij normaal. De linksdecompensatie uit zich in het begin als kortademigheid (dyspneu) in liggende houding. Bij een toename gaat de patiënt zitten, ontstaat er een verlengd expirium met piepen (astma cardiale) en ten slotte wordt de ademnood zo hoog dat de patiënt zijn hulpademhalingsspieren gaat gebruiken. Er wordt roze, schuimend sputum opgege-

ven. Bij de zeldzame rechtsdecompensatie wordt de leverstreek pijnlijk, met een zichtbare verhoging van de druk in de vena jugularis;
- perforatie van het necrotische myocardweefsel kan tot zeven dagen na het ontstaan van het myocardinfarct optreden, gevolgd door een plotselinge dood ten gevolge van tamponnade. Een plotselinge, niet-extreme bloeddrukverhoging kan hierbij voldoende aanleiding zijn.

6 Late complicaties komen bij de overige vragen in de EMRRH naar voren, zoals ritmeafwijkingen, het ontstaan van een aneurysma uit het litteken in de hartspier, hartfalen en een klepdisfunctie.

3.2.2 Preventie

Educatie van de patiënt waarbij hij leert aan te geven wanneer zijn klachten veranderen, blijft een probleem. Juist de intelligente patiënt is goed in het ontkennen van cardiale klachten. De preventie is erop gericht pijnklachten tijdens de behandeling te voorkómen, aangezien elke ischemie een potentieel risico inhoudt voor het optreden van complicaties, met name een recidief myocardinfarct. Hoe korter de tijd tussen het laatst doorgemaakte infarct en de tandheelkundige behandeling, des te groter het risico van recidieven. De preventie is vergelijkbaar met de punten die al zijn aangegeven bij angina pectoris; ze worden hier verkort herhaald.

Preventieve maatregelen bij:

mASA II

1 Het voorkeurstijdstip van de behandeling ligt in de middag, omdat de bloeddruk dan het laagst is, over de gehele dag gerekend.
2 De voorkeurshouding is halfzittend.
3 Rustgevende omgeving.
4 Behandelduur: maak korte afspraken, afhankelijk van de tolerantie van de patiënt. Een rustperiode in de wachtkamer voor vertrek naar huis voorkomt problemen.
5 De polsfrequentie en de bloeddruk van uw patiënt dienen bekend te zijn voordat de behandeling begint.
6 Goed werkende lokale anesthesie met vasoconstrictor lege artis toegediend wordt sterk aangeraden.
7 Retractiedraden gedrenkt in adrenaline zijn gecontra-indiceerd. Retractiedraden met Hemodent® of aluin hebben de voorkeur.
8 Premedicatie alleen geven bij een patiënt die extreem angstig is voor een tandheelkundige behandeling. Inhalatiesedatie kan worden toege-

past bij patiënten zonder hartfalen. Hypnose kent de beperking van hartfalen niet.
9 Aangeraden kan worden om nitroglycerine of isosorbidedinitraat (tabel 3.1.1) preventief te geven als de patiënt na zijn infarct (eventueel zelden) weer angineuze klachten heeft gekregen. Altijd geven in zittende of liggende houding.
10 Planning van een eventueel beperkt behandelplan en de beschikbaarheid van hulpmiddelen en medicatie is aan te raden bij patiënten die eerder een myocardinfarct hebben doorgemaakt, zodat u hulp kunt bieden indien zich onverwachts een complicatie voordoet. Kunt u in het geval van reanimeren voldoende hulp rekruteren zonder dat u de patiënt hoeft te verlaten? Weet u of het vorige hartinfarct heeft geleid tot een laesie die bij een bloedige tandheelkundige ingreep endocarditisprofylaxe nodig maakt?
11 Bij pijnklachten tijdens de behandeling, kortademigheid of andere klachten direct de behandeling staken. De patiënt zijn/haar voorkeurshouding laten bepalen en de eigen medicamenten laten innemen. Als de patiënt geen medicatie bij zich heeft, geeft men nitraten of isosorbidedinitraat (zie angina pectoris). Blijft de pijn na tien minuten aanwezig, dan is met spoed vervoer naar een eerstehulppost aangewezen. Verlaat de patiënt niet meer. De behandeling van patiënten die door de tandarts verdacht worden van een myocardinfarct dient geen intramusculaire injecties te omvatten. Verwacht mag worden dat deze patiënten binnen een halfuur na het begin van de klachten in een ziekenhuis worden gepresenteerd. Daar zal zo mogelijk trombolytische therapie worden toegepast, in een poging de ontstane trombus op te lossen. De oorspronkelijke insteekopening van intramusculaire injecties, ook die van de lokale anesthesie, veroorzaakt dan een kans op bloedingen. Essentieel voor een snelle opvang in een eerstehulppost is de informatie die de tandarts/mondhygiënist de patiënt meegeeft. Een kort verslag met daarin het tijdstip van het begin van de pijn, het pols- en bloeddrukverloop tijdens de observatie in de praktijk en een kopie van de medische anamnese kunnen van onschatbare waarde zijn. Maak er melding van als u al een bloedige ingreep hebt verricht.

mASA III

12 Soms is het nuttig de patiënt aanvullende vragen te stellen. De verminderde inspanningstolerantie wordt door de patiënt regelmatig vergeten of in elk geval niet vermeld. Een patiënt die vóór zijn hartinfarct door regen en wind fietst, heeft na het hartinfarct een auto aangeschaft. Op de vraag: 'Hebt u uw activiteiten moeten beperken?' antwoordt hij dan waarschijnlijk ontkennend, want hij gaat overal met de auto heen.

13 Overleg met de medisch behandelaar is gewenst met betrekking tot bijzondere voorzorgen in het geval van veel medicijngebruik of complicaties. Hier geldt zeker dat voorkómen beter is dan genezen!
14 Zuurstoftoediening, 3 tot 5 l/min. via een zuurstofbril, indien de patiënt dit wenst.
15 Felypressine als vasoconstrictor kan adrenaline vervangen als de tandarts dat prettiger vindt of als deze niet zeker is van de toegepaste aspiratietechniek.
16 Interactie met medicijngebruik vraagt om alertheid. De medicatie is afhankelijk van de restfunctie van het myocard en de opgetreden complicaties. Het is zinvol de medicatie voorafgaand aan de behandeling te laten meebrengen en deze te controleren op eventuele iatrogene aspecten zoals de bekende gingivahyperplasie bij nifedipinegebruik. Ook wordt gedacht aan antistolling in relatie tot bloedige ingrepen. Gebruikte de patiënt na een myocardinfarct vroeger veelal cumarinederivaten en stond hij daarmee onder controle van de trombosedienst, tegenwoordig wordt regelmatig de combinatie aspirine met clopidogrel (Plavix, Iscover) gebruikt als dubbele remming van de bloedplaatjesaggregatie.

Bij gebruik van cumarinederivaten blijft overleg met de trombosedienst aangewezen, voorafgaand aan een geplande bloedige tandheelkundige ingreep. Er bestaat een afspraak met het landelijk overkoepelende orgaan van trombosediensten dat de verantwoordelijkheid bij het regionale laboratorium ligt, zowel voor het wel of niet staken van de antistolling als voor de eventuele herstart van deze middelen.

Aspirinederivaten alleen behoeven voor tandheelkundige ingrepen niet gestaakt te worden. Voor de medische pathologie weegt het nat blijven van slijmvlieslaesies (oozen) en extractiewonden niet op tegen de gevaren van het staken. De patiënt zal van dit 'oozen' geen nadelen ondervinden: daarvoor is het bloedverlies te gering.

Patiënten met een instabiele angina pectoris, een dreigend of een acuut myocardinfarct krijgen tegenwoordig ter opheffing van de coronaire obstructie een stent. Een stent is een soort 'metalen steunkous' die in het vernauwde vaatdeel wordt ingebracht. Er zijn 'naakte stents' en *drug-eluting* stents. Bij laatstgenoemde komt uit de coating een medicament vrij met een celdelingremmend effect om zo littekenvorming tegen te gaan. Het grote probleem van deze stents was jarenlang dat een belangrijk percentage na korte of langere tijd dichtslibde. Om dit te voorkomen worden tegenwoordig vrijwel al deze patiënten behandeld met de combinatie aspirine, of een derivaat hiervan, met clopidogrel (Plavix, Iscover). Het staken van de clopidogrel onder andere voor tandheelkundige ingrepen heeft, zoals blijkt uit de praktijk, veelal trombose van de stent tot gevolg.

Ook wordt voor andere doeleinden, waarbij het voorkomen van trombose essentieel is, deze combinatiebehandeling steeds meer toegepast. De ernst van de complicaties die kunnen optreden na het staken van deze combinatietherapie leidt ertoe dat een tandheelkundig behandelaar nimmer clopidogrel mag onderbreken of staken zonder toestemming van de behandelend arts.

Hoewel nog dubbelblinde, placebogecontroleerde studies ontbreken en er ook nog weinig andere wetenschappelijke literatuur over bestaat, valt van deze combinatie een aanzienlijke bloedingtendens te verwachten.

mASA IV

Bij mASA IV is het risico zo groot dat afgezien moet worden van tandheelkundige ingrepen in de algemene praktijk. Er dient geen electieve tandheelkundige ingreep binnen een periode van zes maanden plaats te vinden zonder (schriftelijke) verklaring van de huisarts of behandelend cardioloog dat de ingreep geen verhoogd risico met zich meebrengt.

Bij risico IV is het streven erop gericht de patiënt terug te brengen naar risico III (zie aldaar).

Voor de acute pijnklachten wordt verwezen naar angina pectoris mASA-risicoscore IV. Patiënten met actieve ischemie en een tandheelkundige pijnklacht dienen behandeld te worden in een medisch centrum.

In hoeverre de nu experimentele behandeling van het myocardinfarct met stamcellen in de toekomst het tandheelkundig handelen gaat beïnvloeden, is nog niet voorspelbaar.

Vraag 3

Hebt u een hartgeruis of een hartgebrek?	II
Hebt u een kunsthartklep?	II
Hebt u korter dan zes maanden geleden een hart- of vaatoperatie ondergaan?	II
Hebt u een pacemaker? Zo ja,	II
Hebt u uw activiteiten moeten verminderen?	III

Het blijkt dat de prevalentie van aangeboren hartafwijkingen toeneemt. In het bijzonder vindt deze prevalentiestijging plaats met betrekking tot het ventrikelseptumdefect, bij het atrioventriculaire septumdefect bij de tetralogie van Fallot en bij de pulmonalisstenose. Daarbij is deze stijging bij kinderen met een zwarte huidkleur significant groter dan bij blanke kinderen. In Nederland is men een databank van deze aandoeningen aan het opzetten, inclusief DNA-gegevens.

3.3.1 Symptomen

1 Klachten komen voort uit de complicaties als gevolg van een klep- of septumdefect. Anamnestisch uiten deze zich als duizeligheid, versnelde vermoeibaarheid of angina pectoris (aortastenose). Ook ontstaan klachten door overbelasting van de hartspier (hartzwakte) of van het elektrisch systeem (hartkloppingen). De antwoorden op de anamnestische vragen met betrekking tot overbelasting bepalen het directe risico van deze patiënten. Een vergelijkbare situatie doet zich voor na kunstklepoperaties. Dit houdt in dat patiënten ook een hartklepgebrek kunnen hebben zonder dat dit ooit gediagnosticeerd is. Dit geldt vooral voor de aortasclerose op oudere leeftijd en de aangeboren tweeslippige aortaklep in de fase dat nog geen functioneel belangrijke aortastenose of -insufficiëntie is ontstaan. Ook Nederlanders die oorspronkelijk uit ontwikkelingslanden komen en in Nederland nog nimmer aan een keuring zijn onderworpen, kunnen een onbekend klepvitium hebben. Omgekeerd kan er een hartgeruis bekend zijn bij een patiënt zonder dat dit op een organische afwijking duidt. Het bloed stroomt namelijk normaal laminair (laagsgewijs). Als de bloedstroom in snelheid toeneemt (hoogslagvolume van het hart voorkomend bij koorts of stress), wordt het laminaire patroon verstoord en ontstaan turbulenties, ook bij normale hartkleppen en gezonde vaten. Deze turbulenties zijn als een geruis hoorbaar. Op grond

Afbeelding 3.3.1 Patiënten met een aangeboren hartvitium kunnen trommelstokvingers ontwikkelen, doordat de eindfalangen verbreed worden. Dit is op het röntgenbeeld duidelijk te zien. Deze afwijking is niet pathognomonisch voor een vitium

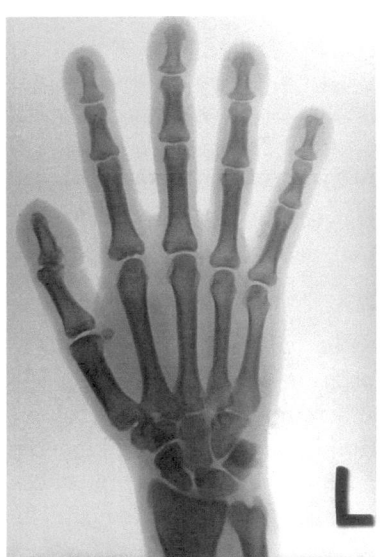

van het type geruis, de luidheid van de tonen en bijkomende symptomen, aangevuld met specialistisch onderzoek, kan tussen een functioneel en een organisch hartgeruis gedifferentieerd worden.
2 Bij *congenitale hartgebreken* kunnen trommelstokvingers en -tenen optreden. Hierbij bestaat er een toename van de grootte van de eindfalangen van de vingers en tenen (afbeelding 3.3.1). Deze afwijking is niet pathognomonisch voor congenitale hartafwijkingen. Deze worden ook gevonden bij maligne longtumoren.
3 *Hartklepvervanging* vindt plaats bij de eerste tekenen van achteruitgang van de hartpompfunctie. Op dat ogenblik is de keuze: een hartklepreparatie (plastiek) of een klepvervanging door een prothese. Ook bij de klepvervanging bestaat er een keuze, namelijk die tussen een metalen, een kunststof of een bioprothese (metalen ring bekleed met dierlijk of menselijk weefsel of een intacte klep van dier of mens).
4 *Een kunststof prothese* is slijtvaster, maar heeft twee nadelen: ze maakt lawaai en er is een aanzienlijke kans op trombose en embolie. Dit betekent levenslang antistolling, iets wat bij de bioprothese tot maanden beperkt is.
5 Er kan een *bloedplaatjestekort* optreden. Ten eerste doordat een hoge concentratie erytrocyten in het beenmerg ten koste gaat van de trombocytenaanmaak, en ten tweede doordat bloedplaatjes kapotslaan op kunstkleppen.
6 Bij *geïnfecteerde tandheelkundige ingrepen* tezamen met een hartgebrek dat tot een rechts-linksshunt heeft geleid, bestaat de kans op een hersenabces.

Naast het belang van de vraag naar klepgebreken in verband met de cardiale belasting is deze vraag relevant in het kader van de preventie van een subacute endocarditis. Bij subacute endocarditis begint het beeld aspecifiek één tot drie weken na de tandheelkundige behandeling, met subfebriele temperatuur. Na enkele weken tot maanden ontwikkelen zich bloedarmoede en anorexie. Ten gevolge van vaatontstekingen ontstaan op immunologische basis splinterbloedinkjes of pijnlijke puntvormige knobbeltjes aan de vingertoppen, voeten, conjunctivae, nagels en in de mond. Gewrichtsklachten in de vorm van artritis en spierpijn zonder acute ontstekingsverschijnselen treden op. Voor het stellen van de diagnose endocarditis lenta zijn strikte criteria opgesteld (tabel 3.3.1).[1] De prognose is afhankelijk van de virulentie van de verwekker, de weerstand van het individu, de duur tussen het ontstaan en de diagnose, het aanslaan van de behandeling en het optreden van complicaties.
De pacemakerimplantatie als onderwerp in de medische anamnese is nieuw, maar door het toenemende aantal medische indicaties enerzijds en het toenemende gebruik van elektrische instrumenten in de tandheelkundige praktijken anderzijds is dit onderwerp van praktisch belang geworden. Bij pace-

Tabel 3.3.1 Gemodificeerde criteria volgens Duke voor de diagnostiek van infectieuze endocarditis (1994)[1]

Hoofdcriteria
- Bloedculturen:
  - twee of meer positieve bloedculturen met typische bacteriën óf
  - persisterende positieve cultures langer dan 12 uur óf
  - drie of meer positieve cultures één uur na elkaar
- Echocardiografische criteria:
  - aangetoonde vegetaties en geen alternatieve verklaring óf
  - myocardabces óf
  - partiële dehiscentie van een kunstklep óf
  - nieuw ontstaan van hartgeruis

Bijcriteria
- Cardiale predispositie
- Intraveneus druggebruik
- Koorts (≥ 38 °C)
- Vaatlaesies
- Immunologische fenomenen (vasculitis)
- Positieve culturen, maar minder dan hoofdcriterium
- Positieve echocardiografische afwijkingen, maar onvoldoende als hoofdcriterium
- Pathologische diagnose verkregen uit weefsel

De definitieve klinische diagnose wordt gesteld op:
- Twee hoofdcriteria
- Eén hoofdcriterium en drie bijcriteria
- Vijf bijcriteria

makers denkt men aan activatoren van de hartactie, die óf continu werken óf bij een dalende hartslagfrequentie automatisch bijspringen (*on demand*) met een van tevoren vastgesteld ritme (*fixed rate*) of een inspanningsafhankelijk ritme (*rate-responsive*).

Deze pacemakers kunnen op de huid worden gedragen in acute situaties waarbij wordt verwacht dat de ritmestoornis slechts van korte duur zal zijn (externe pacemaker). Ook kan de pacemaker onder de huid geïmplanteerd worden (interne pacemaker) bij een permanente noodzaak tot regulatie.

Daarbij zijn er pacemakers die niet slechts vanuit één hartholte het geleidingssysteem stimuleren, maar ook tweekamerige. Deze worden onder meer toegepast om de actie van twee harthelften beter op elkaar af te stemmen, zodat de stroming door het hart en de uitstroom beter op elkaar worden afgestemd. Dit heeft bij hartfalen vaak een verbetering van de bloeddruk tot gevolg.

Ten slotte bestaan er ook ingebouwde defibrillatoren, die ventriculaire tachycardieën en ventrikelfibrilleren door een shock onderbreken en een normaal ritme herstellen.

Het 'probleem' is de grote variatie in pacemakertypen die op dit ogenblik worden toegepast en die alle een eigen gevoeligheid kennen voor elektromagnetische velden. Daarbij zijn de oudere pacemakers gevoeliger voor elektromagnetische velden dan de moderne exemplaren die door een titaniumhuls hiertegen worden afgeschermd. In de literatuur zijn verschillende situaties beschreven met verschillende soorten pacemakertypen en met verschillende soorten tandheelkundige apparaten.2-5 Het betreft echter altijd deelonderzoek, zoals pacemaker X met het apparaat van merk Y; ook de afstanden van beide bronnen van elektrische activiteit wisselen. Over het algemeen suggereert men dat de meeste in de algemene praktijk gebruikte apparaten geen invloed hebben op pacemakers. Er zijn echter ook controversiële berichten te lezen, bijvoorbeeld met betrekking tot de invloed van het elektrotoom. Een eensluidend advies is daarom niet te geven.

3.3.2 Preventie

Preventieve maatregelen bij:

mASA II

1   De *antibioticaprofylaxe* is sinds 2008 beperkt tot alleen de hoogrisicopatiënten. Voor de medische en tandheelkundige indicaties wordt verwezen naar de tabellen 3.3.2 en 3.3.3. De profylaxe bij bloedige tandheelkundige ingrepen bestaat uit 3 g amoxicilline (Clamoxyl), bij voorkeur per os 60 minuten voor de ingreep; bij kinderen lichter dan 30 kg 50 mg/kg amoxicilline (Clamoxyl) per os. Indien de patiënt overgevoelig is voor penicilline of in de zeven dagen vóór de profylaxe met penicilline is behandeld, wordt clindamycine 600 mg per os voor volwassenen aangeraden, 60 minuten voor de ingreep. Kinderen eveneens clindamycine: tot 10 kg 150 mg, tussen 10 en 30 kg 300 mg en vanaf 30 kg 450 mg, 60 minuten voor de ingreep.
De profylaxe voorkomt geen bacteriëmie, maar is erop gericht de gevoelige streptokokken uit de mond niet te laten uitgroeien op de endocardlaesies. Vandaar dat slechts één dosering, mits op het goede tijdstip gegeven, voldoet. Indien men tijdens de ingreep, bijvoorbeeld door het herhaald passeren van de apex, toch endocarditisprofylaxe nodig acht, is dit tot één uur na de ingreep zinvol. Om allergie en resistentie te voorkomen moeten behandelingen die preventie met antibiotica behoeven, worden gecombineerd.

Tabel 3.3.2 Nederlandse Richtlijn endocarditisprofylaxe, 2008 (medisch)

Profylaxe alléén geïndiceerd bij:
- Eerder doorgemaakte endocarditis
- Hartklepprothese (inclusief bioprothese, allograft en conduit)
- Bepaalde aangeboren hartafwijkingen:
  - onbehandelde cyanotische hartafwijkingen
  - met shunts/conduits behandelde cyanotische hartafwijkingen
  - zes maanden na volledige correctie als prothesemateriaal is gebruikt
  - restafwijkingen bij patch of device die endothelialisatie belemmert

Tabel 3.3.3 Endocarditisprofylaxe bij ingrepen in de mondholte anno 2008

- Behandelingen met manipulatie van de gingiva
- Wortelkanaalbehandelingen waarbij met instrumentarium door foramen apicale wordt gegaan
- Extracties of verwijdering van restelementen
- Alle overige operatieve ingrepen in de mond, inclusief abcesincisie en parodontale chirurgie
- Operatieve ingrepen ten behoeve van implantaten, inclusief botankers ten behoeve van orthodontische behandeling

De profylaxe die patiënten voor acuut reuma ontvangen is onvoldoende om endocarditis te voorkomen.

De behandeling van een endocarditis lenta behoort in specialistische handen.

2   *Antistolling* kan en mag bij kunstkleppen niet onderbroken worden in verband met het hoge risico van trombosevorming (INR bij voorkeur tussen 3,0 en 4,0). Overleg bij het gebruik van antistolling door de patiënt altijd met de controlerende trombosedienst bij bloedige tandheelkundige ingrepen. Er bestaat een afspraak met de overkoepelende organisatie van trombosediensten in Nederland dat bij een tandheelkundige behandeling de verantwoordelijkheid van de controle van de instelling bij de regionale diensten ligt.

3   Voor *pacemakers* is geen eensluidend advies te geven. Hoe groter de afstand tussen de pacemaker en de elektrische tandheelkundige apparatuur is, des te minder kans op beïnvloeding. Waarschijnlijk zijn voor zowel de pacemaker als de defibrillator de tandartsstoel, enkele getoetste handstukken en de elektronische pulpatester veilig. Met betrekking tot het elektrotoom en de ultrasone scaler zijn de meningen verdeeld. Men dient met toestemming van de patiënt de behandelend cardioloog advies te vragen met betrekking tot de gevoeligheid van zowel de pacemakers als de defibrillatoren.[2,3]

mASA III

4   Afhankelijk van het type klachten. Zie vraag 3.1, 3.4 en 3.5.
5   Bij *congenitale hartklepafwijkingen* die centrale cyanose geven (blauwe tong), is vooroverleg met de huisarts of specialist na toestemming van de patiënt gewenst. Deze patiënt kan karakteristieke hypoxische wegrakingen vertonen, met of zonder verlammingen, door een acute reductie van de pulmonale circulatie bij angst.

Vraag 4

Hebt u zonder inspanning aanvallen van hartkloppingen? Zo ja,	II
Moet u tijdens de aanvallen rusten, zitten of liggen?	III
Wordt u bleek, duizelig of kortademig tijdens de aanvallen?	IV

Ritmestoornissen tijdens een tandheelkundige behandeling zijn niet zeldzaam. De tandarts/mondhygiënist wordt aangeraden dan ook nimmer een continu lopende ecg-registratie aan te schaffen, wil men nog rustig kunnen blijven werken. De meeste stoornissen treden op voor het geven van de lokale anesthesie en zijn uiterst zelden levensbedreigend.

Normaal klopt het hart in rust 60 à 70 keer per minuut en daarmee wordt circa 4 à 5 liter bloed per minuut in het lichaam rondgepompt. Een verminderde impulsformatie of een vertraagde geleiding geeft aanleiding tot een bradyaritmie ($\leq 60/\text{min}$). Een versnelling van het hartritme ofwel tachyaritmie is een frequentie $\geq 100/\text{min}$.

Niet elk ritmeprobleem dat een patiënt aangeeft, is per definitie pathologisch. Indien de patiënt tijdens de anamnese aangeeft aanvallen van ritmeafwijkingen te hebben, blijkt het mogelijk de patiënt het ritme dat bij een dergelijke aanval wordt gevoeld na te laten 'tikken', waarbij de frequentie en eventueel het optreden van irreguliere momenten duidelijk worden. Patiënten met constant boezemfibrilleren of met regelmatig extrasystolen zullen deze ritmeafwijking meestal niet aangeven.

Wanneer de kamers, die de eigenlijke pomp van het hart zijn, plotseling versnellen van 80 naar 200 slagen per minuut bij een ritmestoornis, zal de pompfunctie verslechteren, resulterend in een bloeddrukdaling totdat de hartspier zich heeft aangepast. Bij een plotselinge vertraging neemt het bloedvolume per hartslag toe en zal de patiënt dit ervaren als 'bonzen'. Het aanpassen van het hart bij plotselinge ritmeveranderingen kan even duren; de patiënt voelt zich in deze periode 'onwel'. Langdurigere klachten treden op als de hartspier niet meer in staat is zich voldoende aan het gewijzigde ritme aan te passen.

3.4.1 Symptomen

De oorzaak van ritmeproblemen ligt veelal in een cardiaal zuurstoftekort of een overbelast hart, waarbij een geringe toename van stress de inductor vormt.

1 *Alleen hartritmestoornissen* waarbij symptomen van een insufficiënte hartfunctie optreden, zijn voor de tandarts van belang. De klachten kunnen zijn: duizeligheid, licht gevoel in het hoofd, transpireren en bleekheid (symptomen van bloeddrukdaling), kortademigheid wijzend op longstuwing (linksdecompensatie) en pijn in de bovenbuik door leverstuwing (rechtsdecompensatie). Ook pijn op de borst kan wijzen op een bloeddrukdaling.
   – een bekende *bradycardie* (hartfrequentie lager dan 60 slagen per minuut) zonder klachten vormt geen contra-indicatie voor tandheelkundige ingrepen;
   – de klachten veroorzaakt door *tachycardieën* zijn afhankelijk van de frequentie (veelal 180/min) en van de kracht die de ventrikels bij deze frequentie nog voor het uitpompen van bloed beschikbaar hebben;
   – de ernst van de klachten bij *boezemfibrilleren* is vaak omgekeerd evenredig met de leeftijd. Sinds het hartritme van patiënten om uiteenlopende redenen langere tijd geobserveerd wordt met behulp van een holterregistratie blijkt dat boezemfibrilleren ook bij gezonde individuen regelmatig voorkomt zonder dat dit klachten veroorzaakt. Een enkele keer wordt boezemfibrilleren bij toeval vastgesteld. Het betreft dan veelal normale hartfrequenties van circa 80 slagen per minuut;
   – de meeste klachten geven aanvallen met een snel ritme. Dit is onafhankelijk van de bron van de ritmestoornis (paroxismale tachycardie of paroxismaal boezemfibrilleren). Bij de start en het einde van de aanval heeft de betrokkene klachten, omdat de hartfunctie zich moet aanpassen aan het plotseling gewijzigde ritme.

2 Polyurie ontstaat door rek van de boezems, waardoor de diurese wordt aangezet.

3 Chronisch en intermitterend boezemfibrilleren nemen een aparte plaats in omdat in het functioneel stilstaande atrium trombose kan ontstaan. Dit leidt frequent tot het optreden van emboliëen, voornamelijk naar de hersencirculatie, met een cerebrovasculair accident tot gevolg. Ter voorkoming van deze ernstige pathologie worden vrijwel alle patiënten met een verhoogd risico tegenwoordig chronisch met cumarinederivaten behandeld (tabel 3.4.1). Bij patiënten met een relatief gering risico of bij het bestaan van argumenten tegen antistolling (valneiging, onvoldoende *compliance*) worden ook wel salicylzuurpreparaten gegeven.

Tabel 3.4.1 Hoogrisicopatiënten voor trombo-embolie bij boezemfibrilleren (indicatie voor cumarinepreparaten)

- Personen boven de 65 jaar
- Patiënten met hypertensie (systolisch hoger dan 160 mmHg)
- Klachten of tekenen van hartfalen
- Vergroot linkerventrikel
- Vergroot linkeratrium
- Eerder doorgemaakte embolie

3.4.2 Preventie

De combinatie hartkloppingen met een insufficiënte hartactie vormt voor de patiënt een verhoogd risico voor andere cardiale complicaties. Indien de anamnesevragen positief worden beantwoord en er geen medische evaluatie heeft plaatsgevonden, is het correct bij de patiënt alleen controlewerkzaamheden te verrichten, totdat de stoornis nader onderzocht en behandeld is.

Ook *bijwerkingen* van de gebruikte medicijnen kunnen een rol spelen. Veel antiaritmica hebben als bijwerking een droge mond, orthostatische klachten, duizeligheid en specifiek medicamenteus gerichte problemen.

Preventieve maatregelen bij:

mASA II

1. Bepaling van de polsfrequentie en bloeddruk. Bij afwijkende waarden hierbij de voorgenomen behandeling uitstellen en eerst de resultaten van een medische controle afwachten.
2. Bij patiënten met zeer frequente aanvallen van klachten die ritmestoornissen onder medicatie veroorzaken, wordt de voorkeur gegeven aan felypressine; anders gaat ook hier de voorkeur uit naar adrenaline 1:100.000/200.000 als vasoconstrictor.
3. Specifieke bijwerkingen:
   - patiënten die bètablokkers gebruiken, hebben een gefixeerde bradycardie. In stresssituaties kunnen deze patiënten het hartminuutvolume onvoldoende omhoogbrengen via een toename van de hartfrequentie, en ze ontwikkelen daardoor soms een bloeddrukdaling met de daarbij behorende klachten. In dat geval dient de behandeling gestaakt te worden. Patiënten na behandeling niet van de stoel laten springen, maar langzaam mobiliseren om orthostatische klachten te voorkomen;
   - enkele antiaritmica veroorzaken bij gepredisponeerde patiënten gingivahyperplasie;
   - bloedige ingrepen interfereren met antistolling.

4 Bij een aanval tijdens een ingreep dient men de behandeling te staken en daarna als volgt te handelen: de pols, de bloeddruk en het tijdstip vastleggen en de patiënt zijn/haar voorkeurshouding laten innemen.

Ontstaat een tachycardie tijdens de behandeling, dan kan men de patiënt in liggende houding met gesloten glottis laten persen. Bij een tachycardie die in de boezem ontstaat, daalt dan de frequentie, en hiermee verdwijnen de klachten. Bij een aanval met bleekheid, duizeligheid en transpireren de patiënt plat neerleggen. Bij kortademigheid de patiënt rechtop zetten met de benen over de stoelrand (zie Hartfalen).

Bij persisteren van de klachten, zeker als een dergelijke aanval niet eerder is voorgekomen, regelt men vervoer naar een medisch centrum.

mASA III

5 Uit voorafgaand overleg met huisarts of specialist, met instemming van de patiënt, kunnen specifieke adviezen naar voren komen, zoals het drukken op de sinus carotis of persen met gesloten glottis ter coupering van een snelle sinusactie.

mASA IV

6 Geen electieve tandheelkundige ingreep zonder advies van de huisarts of specialist.

Vraag 5
Hebt u last van hartzwakte (hartfalen)? Zo ja,	**II**
Wordt u bij platliggen kortademig?	III
Slaapt u met meer dan twee kussens, omdat u anders kortademig wordt?	IV

Hartfalen is geen ziekte maar een complex van symptomen als gevolg van een verminderde hartpompfunctie. Daardoor ontstaat stuwing in de veneuze aanvoer naar het hart. Dit is mogelijk aan de zijde van het rechteratrium met stuwing in de grote venen en aan de linker harthelft (linkeratrium) met stuwing in de longvaten.

De oorzaken van het hartfalen zijn divers (tabel 3.5.1). De belangrijkste oorzaken voor het ontstaan van hartfalen zijn ischemische hartziekte en hypertensie. Bij cardiomyopathie zijn er voldoende hartspiervezels, maar is de bouw of functie hiervan afwijkend. Daarbij is de wand te slap (gedilateerde vorm) of te stug en dik (restrictieve vorm). Vooral de verbeterde behandeling van het hartinfarct, met daarbij een relatief lage vroege sterfte, heeft de incidentie en prevalentie van hartfalen doen toenemen.

Tabel 3.5.1 Oorzaken hartfalen in volgorde van frequentie

- Ischemie
- Hypertensie
- Klepgebreken
- Myocarditis
- Cardiomyopathie
- Infectieuze endocarditis
- Congenitale cardiale afwijkingen
- Pulmonale hypertensie
- Longembolie
- Hormonale oorzaken

3.5.1 Symptomen

Over het algemeen voelt de patiënt zich moe en slap. Het gewicht neemt door vochtretentie toe. De overige symptomen worden veroorzaakt door de harthelft die qua pompfunctie tekortschiet (tabel 3.5.2).

1 Linkerventrikelfalen veroorzaakt longstuwing en daardoor een toenemende kortademigheid, aanvankelijk bij inspanning, maar uiteindelijk ook in rust.
   De symptomen zijn in drie fasen te verdelen, afhankelijk van de ernst van de stuwing:
   – het begint met prikkelhoest bij platliggen, waardoor de patiënt er de voorkeur aan geeft met meerdere kussens te slapen. In liggende houding verspreidt het vocht zich basaal uit de longen (inwerking zwaar-

Tabel 3.5.2 Symptoomvergelijking links- versus rechtshartfalen

Links (vroeg)	Rechts
Inspanningsdyspneu	Perifeer oedeem
Toenemende dyspneu	Anorexie, misselijkheid
Niet-productieve hoest	Vervelend gevoel rechts in de bovenbuik (hepatomegalie)
Moeheid	Moeheid
Nycturie	Nycturie
	Verhoogde veneuze druk
Later	
Verminderde inspanningstolerantie	Verminderde inspanningstolerantie
Cognitieve stoornissen	Gewichtstoename
Hypoxie	Ascites
Tachypneu	Pleuravocht
Tachycardie	Dyspneu

tekracht) over een groter oppervlak. Lichamelijke inspanning leidt tot kortademigheid;
- in de tweede fase, met interstitieel longoedeem, neemt de dyspneu toe bij steeds geringere inspanning;
- in de derde fase ten slotte is de patiënt in rust kortademig en geeft hij roze, schuimend sputum op. De patiënt spant bij het ademen zijn hulpademhalingsspieren aan. De patiënt is onrustig met een verlengd piepend expirium. De polsfrequentie neemt toe. In deze fase snakt de patiënt naar adem en wil hij alleen rechtop zitten, liefst met gesteunde armen en met de benen naar beneden afhangend (orthopneu). Op afstand is de ademhaling reutelend hoorbaar. Het nog geringe ventilatoir bruikbare oppervlak schiet tekort voor de zuurstofopname, met als symptoom een centrale cyanose.

2   Rechterventrikelfalen veroorzaakt bilateraal beenoedeem van het *pitting*-type (afbeelding 3.5.1). De stuwing van de lever veroorzaakt door het ruimte-innemend proces snel een vol gevoel bij de maaltijd, eventueel gepaard gaand met anorexie, misselijkheid en een braakneiging.
Wanneer de patiënt in in de tandartsstoel ligt, vullen de venae jugulares zich aan de hals (manometerfunctie) als teken van een verhoogde druk in het rechteratrium (afbeelding 3.5.2).

3   De symptomen van een rechtsdecompensatie kunnen liggend, zowel 's nachts als bij een langdurige tandheelkundige behandeling (langer dan 60 minuten), overgaan in een acute linksdecompensatie of astma cardiale. Dit komt doordat in liggende houding vocht uit de benen door het wegvallen van de zwaartekracht in de circulatie wordt teruggeresorbeerd. Bij een astma-cardialeaanval ontwikkelen de onder punt 1 genoemde drie fasen zich in enkele minuten tot een uur. De patiënt is daarbij angstig en onrustig, zodat de spier-

Afbeelding 3.5.1   Bilateraal oedeem van het pitting-type bij een patiënt met rechtszijdige decompensatio cordis

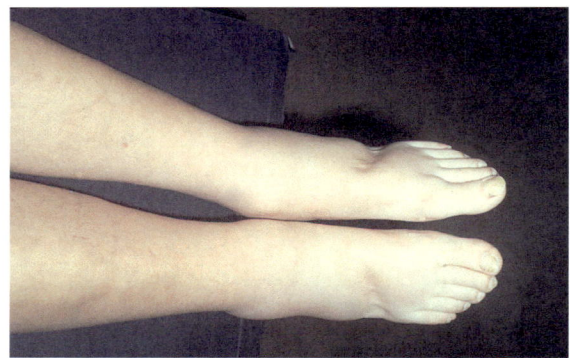

MEDISCHE ANAMNESE, RISICOBEPALING EN PREVENTIE 47

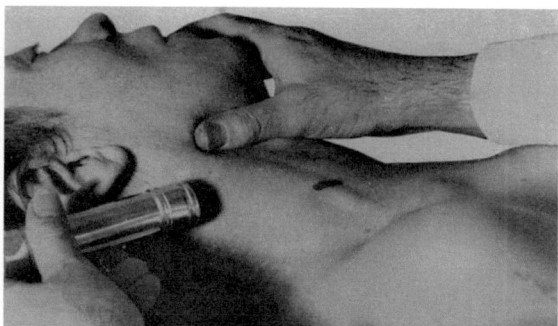

Afbeelding 3.5.2 De vena jugularis doet dienst als manometer en daarmee als verklikker van een verhoogde druk in de rechterboezem bij rechtszijdige decompensatio cordis

arbeid aanzienlijk is. Dit versterkt de hypoxie. De patiënt denkt te stikken. Dit activeert het sympathicussysteem en de catecholaminenuitscheiding extra. De ontstane secundaire vasoconstrictie verhoogt de bloeddruk, een extra ongunstige factor voor de pompfunctie van het linkerventrikel.
4 Bij een decompensatio cordis kunnen verschillende onvoorspelbare complicaties optreden, zoals ritmestoornissen, angina pectoris en een hartinfarct.
5 Evenals bij angina pectoris wordt in Nederland ook de ernst van hartfalen ingedeeld volgens een door de New York Heart Association (NYHA) aangehouden verdeling:
   I   geen beperking bij fysieke activiteit (geen kortademigheid, moeheid of hartkloppingen);
   II   geringe beperking van fysieke activiteit (wel moeheid, hartkloppingen, kortademigheid, maar in rust geen enkele klacht);
   III   uitgesproken beperkingen van de activiteit (in rust geen klachten);
   IV   bij elke activiteit en in rust klachten.

Dit patiënttype heeft vaak uitgebreide medicatie, afhankelijk van de ernst van het ziektebeeld, met sterk werkende diuretica en/of met spironolacton (een aldosteronantagonist). Bij klasse III en hoger worden toegevoegd: ACE-remmers en/of een bètablokker, en eventueel digoxine.
Het resultaat is een patiënt met een bloeddruk die zo laag is dat deze net geen klachten veroorzaakt en een minimale hoeveelheid circulerend bloedvolume.

3.5.2 Preventie
De preventie richt zich op:
- de ernst van het hartfalen zelf (risico);
- het risico van de oorzaak van het hartfalen;
- de problemen door de medicatie.

Een patiënt die onder 'normale' omstandigheden een falende pompfunctie van het hart toont, dient gevrijwaard te blijven van psychische en fysieke belasting. De horizontale positie bij een tandheelkundige behandeling bevordert de overgang van een rechts- in een linksdecompensatie.

Preventieve maatregelen bij:

mASA II

1. De voorkeurshouding is zittend.
2. De behandelduur is kort, afhankelijk van de patiënt.
3. De polsfrequentie en bloeddruk vaststellen.
4. Goed werkende lokale anesthesie met vasoconstrictor. Geen gebruik van adrenalineretractiedraden (zie vraag 3.2).
5. Interactie met gebruikte geneesmiddelen nagaan. Diuretica veroorzaken een beperking van de speekselvloed. Bloeddrukverlagers kunnen gepaard gaan met gingivahyperplasie. Soms gebruikt de patiënt anticoagulantia of aspirinederivaten. Patiënten met een lage bloeddruk neigen tot een verdere bloeddrukdaling in staande houding (orthostatische hypotensie); om duizeligheid en een valneiging te voorkomen dient de patiënt daarom langzaam vanuit de stoel te worden gemobiliseerd.
6. Bij het optreden van acute linksdecompensatieklachten (astma cardiale) of een rechtsdecompensatie dient men de behandeling direct te staken en als volgt te handelen:
   - de pols, de bloeddruk en het tijdstip vastleggen;
   - in beide gevallen de patiënt rechtop zetten met de benen over de stoelrand;
   - bij een bloeddruk > 120/80 mmHg: 40 mg furosemide (Lasix) per os, eventueel na 15 minuten herhalen;
   - aangeraden kan worden: nitroglycerine of isosorbidedinitraat bij de acute aanval (zie tabel 3.1.1), in zittende of liggende houding;
   - bij progressie van de kortademigheid: om beide bovenbenen stuwbanden aanbrengen, onder controle van de arteriële pulsaties aan de voeten (de voeten moeten dik en blauw worden, absoluut niet wit);
   - zuurstof 4 l/min met een neuskapje of zuurstofbril;
   - vervoer (zowel bij rechts- als linkszijdig hartfalen) naar een medisch centrum regelen.

mASA III

7 Alleen controles zonder interventies bij klinische tekenen van hartfalen.
8 Een zuurstofbril of -kapje wordt in sommige landen aangeraden.
9 Na toestemming van de patiënt met diens huisarts overleggen, om te bespreken of aanvullende medicatie de situatie van de patiënt kan verbeteren.

mASA IV

10 Geen electieve tandheelkundige behandeling. Eerst in overleg treden met de huisarts of behandelend specialist om verbetering tot score III of II te bewerkstelligen. Voor de verbetering van de situatie wordt arbitrair drie weken uitgetrokken. Alleen daarna tandheelkundig behandelen met het akkoord van ten minste de huisarts.

Vraag 6
Hebt u nu of hebt u in het verleden een hoge bloeddruk gehad? Zo ja,	II
Is uw bovendruk meestal tussen 160 en 200?	III
Is uw onderdruk meestal tussen 95 en 115?	III
Is uw bovendruk meestal 200 of hoger?	IV
Is uw onderdruk meestal 115 of hoger?	IV

3.6.1 Symptomen

Hypertensie is een symptoom en geen diagnose. Een ongecompliceerde hoge bloeddruk veroorzaakt bij 90% van de patiënten geen klachten en wordt daarom ook wel de *silent killer* genoemd. Hypertensie is daardoor meestal een toevalsbevinding bij een anticonceptiecontrole, bij keuringen of bij onderzoek tijdens de zwangerschap. Door het afschaffen van de dienstplicht is deze mogelijkheid tot controle bij mannen verloren gegaan. De eerste klacht is veelal ook de eerste complicatie.

De in 1896 door Riva-Rocci geëntameerde sfygmomanometer heeft plaatsgemaakt voor de membraan-, de veermanometer en de geautomatiseerde meting. Bij de beroemde kwikmanometer werd de bloeddruk bepaald door eerst palpatie van de pols, aangevuld met een auscultatoire meting (korotkovtonen). Sinds enige jaren is de kwikmanometer in Nederland en Zweden verboden in verband met de toxiciteit van kwik. In andere Europese landen, waaronder Engeland en Ierland, geldt dit verbod niet, ook niet in ziekenhuizen. Terecht heeft men daar deze enige betrouwbare meetmethode, afgezien van de intravasale meting, niet verlaten. De membraan- en de veermanometer (auscultatoire registratie) moeten ten minste eenmaal per jaar worden geijkt wil men met enige zekerheid de bloeddruk juist bepalen. De automatisch metende apparaten komen zonder enige controle op de markt en blijken in belangrijke mate onbetrouwbaar. De laatstgenoemde apparaten meten met behulp van de oscillometrische methode en bepalen zo de gemiddelde bloeddruk, waaruit de systolische en diastolische waarden worden berekend. Hoe dit gebeurt, is het geheim van de fabrikant. Door deze methode worden bij ritmestoornissen, vooral bij boezemfibrilleren, onjuiste waarden genoteerd. Ook bij hogere bloeddrukwaarden treden grote verschillen aan het licht in de vergelijking tussen de auscultatoire ten opzichte van de oscillometrische methode.

Welk type bloeddrukmeter men gebruikt, is afhankelijk van de persoonlijke voorkeur en van de prijs. Er is een website die goed onderhouden wordt met alle informatie over goedgekeurde bloeddrukmeters: www.dableducational.com.

Diagnostische criteria zijn in 2003 als volgt vastgelegd. De zittende patiënt meten na ten minste vijf minuten rust en niet praten. De arm horizontaal ter hoogte van het midden van het sternum, met een *cuff* die ten minste 80% van de omtrek van de bovenarm omspant. Men gaat uit van de auscultatoire methode, waarbij per 2 mmHg wordt afgelezen. Bij fase I worden de korotkovtonen voor het eerst hoorbaar en bij fase V zijn deze verdwenen. Aan beide armen wordt gemeten; bij een verschil van ≥ 10 mmHg neemt men voortaan de arm met de hoogste waarde.

In vijf vervolgconsulten of indien het gemiddelde van de eerste twee standaardmetingen ten minste 140-180 mmHg systolisch dan wel 90-100 mmHg diastolisch is, wordt de diagnose hypertensie gesteld. Bij hogere waarden zijn drie vervolgmetingen voldoende.

Stel de diagnose hypertensie als het gemiddelde van zes of tien metingen ten minste 140 mmHg systolisch of 90 mmHg diastolisch is. De aanbevolen streefwaarde bij diabetes is 130/80 mmHg.[1]

Zowel de American Dental Association (ADA) als de American Dental Hygienists Association (ADHA) pleit sinds jaren voor een bloeddrukmeting bij elk tandheelkundig patiëntcontact. Deze acceptatie bestaat in Nederland nog niet, maar ze is gezien het belang van preventie wel noodzakelijk.

Het meten van de bloeddruk kan niet meer afgedaan worden met de opmerking: 'Bij een tandarts is de bloeddruk altijd verhoogd!' Er zijn nu voldoende publicaties die deze opvatting naar de prullenmand verwijzen.[2,3,4]

In 95% van de gevallen is er geen orgaandefect als oorzaak voor de hypertensie te vinden en spreekt men van een essentiële hypertensie. De familie is dan wel vaak belast. Van de resterende 5% bestaat het grootste deel uit patiënten met een chronisch nierlijden.

De patiënt met een essentiële en vaak lichte hypertensie is symptoom- en klachtenvrij. Een enkeling heeft occipitale ochtendhoofdpijn en bleke, koude acra tijdens stress. Deze vorm kan jarenlang bestaan zonder complicaties. De ernstige vormen, waarbij complicaties het eerste symptoom zijn, vindt men bij de nefrogene en hormonaal bepaalde hoge bloeddruk. Ook patiënten met een negroïde achtergrond hebben vaker en op jongere leeftijd een hypertensie, die dikwijls met meer complicaties verloopt en moeilijk behandelbaar blijkt.
De complicaties zijn:
- bloedingen en exsudaties, die zichtbaar zijn bij oogspiegelen in de retina. De patiënt klaagt eventueel over een verminderde visus;
- cardiale overbelasting, zich manifesterend als linksdecompensatie, angina pectoris of een hartinfarct respectievelijk ritmestoornissen bij een groot hart;
- acute splijting van de wand van de aorta thoracalis (aneurysma dissecans);
- cerebrovasculaire accidenten, die optreden door bloedingen of door vaatspasmen met of zonder secundaire trombose;
- progressief nierfunctieverlies, veelal laat ontdekt;
- versterkte gegeneraliseerde atherosclerose;
- cognitieve achteruitgang – deze complicatie blijkt in de praktijk relatief onbekend.

Berucht is een plotselinge bloeddrukstijging, zoals deze kan optreden bij onverwachte pijn tijdens een tandheelkundige behandeling.
Een hypertensieve crisis wordt gedefinieerd als een acuut ontstane, sterk verhoogde bloeddruk (systolisch > 220 mmHg; diastolisch > 120-130 mmHg), die gecompliceerd kan worden door orgaanschade aan de hersenen, het hart, de nieren, de grote bloedvaten of de ogen, of die reeds door andere oorzaken opgetreden schade aan deze organen verergert. Bij een locatie in cerebro spreekt men van een hypertensie-encefalopathie. Dit beeld wordt beheerst door hoofdpijn, misselijkheid, braken, convulsies en opwindingstoestanden, gevolgd door bewusteloosheid.

3.6.2 Preventie
De preventie richt zich op de hoge bloeddruk en op de gevolgen van de antihypertensieve medicatie. Wanneer een patiënt niet geïnformeerd is over de hoogte van zijn bloeddruk, dienen de tandarts en mondhygiënist de bloeddruk te meten, al is dit slechts een momentopname. Voor het vaststellen van een hoge bloeddruk dient men uit te gaan van de hoogst gemeten waarde, gemeten aan de bovenarm.

De polsbloeddrukmeters zijn alleen onder strikte voorwaarden als meetinstrument voor de arteriële bloeddruk bruikbaar. Door de perifere plaatsing is de bloeddruk houdingsafhankelijk en wisselend, en lager dan de standaardbloeddruk aan de bovenarm gemeten. De pols dient gefixeerd te worden midden op het sternum ter hoogte van het rechteratrium.

De vingerbloeddrukmeters zijn bedoeld voor de follow-up van bloeddrukken tijdens een behandeling en niet als primaire registratie.

De bloeddruk bij tandheelkundige controle, onder voor de patiënt bekende omstandigheden, stijgt significant, maar niet meer dan bij de huisarts. De bloeddruk stijgt tijdens stress en pijn onvoorspelbaar. Deze stijging is bij patiënten met een hypertensie sterker dan bij normotensieve patiënten. Beruchte tandheelkundige behandelingen in dit verband zijn extracties, scalen en rootplanen.

Preventieve maatregelen bij:

mASA II

1. Ken de bloeddruk van uw patiënt!
2. Het voorkeurstijdstip van de behandeling is in de middag. De bloeddruk van patiënten is 's ochtends hoger dan 's middags.
3. De behandelduur is afhankelijk van de tolerantie van de patiënt en van de belasting van de ingreep.
4. Het staken van roken, mits dit niet de 'zenuwen' opdrijft, doet de bloeddruk dalen.
5. Goed werkende lokale anesthesie met vasoconstrictor heeft de voorkeur. Een goede pijnstilling blijkt essentieel. Conserverende tandheelkunde met lokale anesthesie, in combinatie met een vasoconstrictor (adrenaline 1:200.000) lege artis uitgevoerd, blijkt een grotere stabiliteit van de bloeddruk te geven dan behandelen zonder effectieve pijnbestrijding (afbeelding 3.6.1a-b). (Lege artis toedienen betekent: met aspireren!) Intraligamentaire en intraossale injecties worden afgeraden.
6. Retractiedraden met adrenaline kunnen tot levensbedreigende situaties leiden.
7. Let op de interactie met gebruikte geneesmiddelen. Bij de essentiële hypertensie is de behandeling symptomatisch. De therapie kan interfereren met tandheelkundig handelen. De bijwerkingen van een antihypertensieve behandeling zijn afhankelijk van het type medicament, van de gebruikelijke dosering en van de patiënt.
   - bètablokkers fixeren een lage hartfrequentie. Niet-selectieve bètablokkers kunnen interfereren met hogere doses adrenaline intravasaal als gevolg

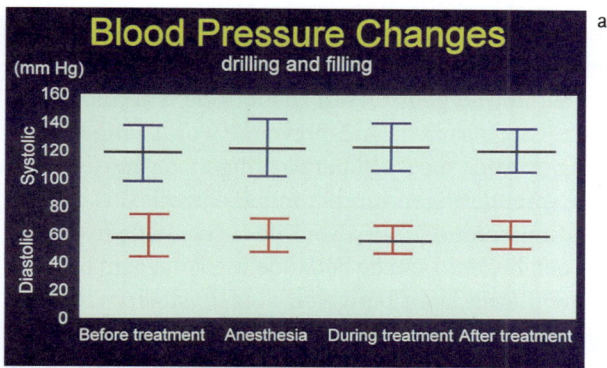

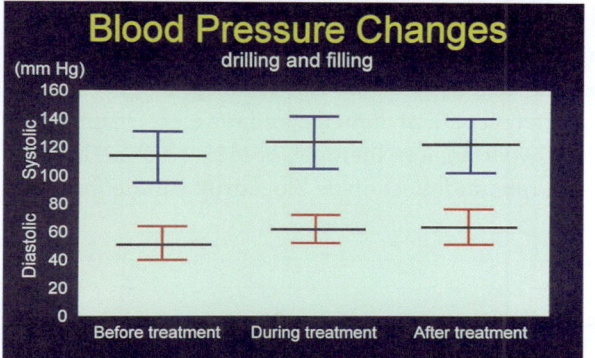

Afbeelding 3.6.1a-b   Het bloeddrukverloop tijdens tandheelkundige ingrepen met en zonder lokale anesthesie, met adrenaline 1:100.000 als vasoconstrictor

van herhaald bijspuiten of bij een directe intravasale toediening. Het gevolg is een stijging van de bloeddruk door alfareceptorstimulatie;
- bij calciumantagonisten wordt gingivahyperplasie beschreven. Behandeling van de hyperplasie is alleen zinvol als de medicatie gestaakt kan worden. Een optimale mondhygiëne vermindert in gunstige zin het sterk patiëntafhankelijke optreden. Hetzelfde wordt gesuggereerd bij het spoelen met chloorhexidine;
- bijwerkingen van ACE-remmers zijn: smaakstoornissen, droge kuch, angio-oedeem en urticaria;
- alfablokkers geven als belangrijkste probleem orthostatische klachten;
- de interactie van bètablokkers, ACE-remmers, centraal werkende antagonisten, vaatverwijders en alfablokkers met niet-steroïde anti-inflammatoire ontstekingsremmers (NSAID's) leidt tot het minder werkzaam worden van de antihypertensieve therapie. Voor het voorschrijven van een kortdurende (een enkele dag) en lage dosis NSAID's door de tandarts bestaat geen bezwaar;

- veel antihypertensieve therapie vermindert de speekselvloed. Aanbevolen wordt toe te zien op een optimale mondhygiëne, zo nodig professioneel ondersteund. Het gebruik van Na-fluoride, 1% chloorhexidinegel of spoelvloeistof als extra cariëspreventie wordt aangeraden;
- andere bijwerkingen zijn speekselklierzwellingen, eventueel met pijn en lichenoïde veranderingen van het mondslijmvlies.

8 Geen plotselinge houdingsveranderingen voor de behandelde hypertensiepatiënt. De patiënt aan het eind van de behandeling langzaam op laten komen, daarna de benen even laten bungelen over de stoelrand en ten slotte langzaam van de stoel af laten komen. Deze omzichtige wijze van werken voorkomt orthostatische hypotensie. De medicatie zelf of de krappe circulatie van de patiënt kan het fysiologische reguleringsmechanisme verstoren, dat nodig is om houdingsveranderingen op te vangen. Klachten van duizeligheid, licht in het hoofd zijn of collaps zijn het gevolg.

9 Bij de behandelde hypertensiepatiënt dient de tandarts alert te zijn op het continueren van de antihypertensieve therapie, omdat een onderbreking van de behandeling een reboundeffect op de bloeddruk kan hebben.

mASA III

10 Vermijd pijn tijdens tandheelkundige behandelingen in verband met de niet-voorspelbare bloeddrukstijging. Een plotselinge stijging van de bloeddruk tijdens de behandeling kan leiden tot accidenten (bloedings- en spasmeaccidenten in cerebro).

11 Premedicatie:
- nitroglycerine in zittende of liggende houding kan de bloeddruk doen dalen en heeft behalve hoofdpijn geen bijwerkingen (zie vraag 3.1);
- in overleg met de huisarts kan bij een nerveuze bloeddrukverhoging 15 minuten voor de behandeling 5 mg benzodiazepam (valium) oraal worden gegeven. Na deze medicatie kan de patiënt niet met het eigen vervoer naar huis gaan;
- bij overvulling van de circulatie, zich bijvoorbeeld uitend in beenoedeem, is 40 mg furosemide (Lasix) oraal zinvol;
- behandeling onder lachgassedatie of hypnose voldoet ook.

mASA IV

12 Verwijs de patiënt met een bloeddrukniveau hoger dan 120 mmHg diastolisch of hoger dan 200 mmHg systolisch naar de huisarts of eerstehulppost. Vóór verdere electieve tandheelkundige interventie dient de bloeddruk eerst door de huisarts of specialist op een acceptabel niveau gebracht

te worden. Vermijd pijnlijke, langdurige ingrepen, ook na de correctie van de bloeddruk. In noodsituaties wordt een klinische behandeling toegepast, eventueel onder intraveneuze sedatie.

Problemen komen voor indien de behandelend arts van de patiënt niet bereid is deze voor diens hoge bloeddruk te behandelen. Hoewel zeldzamer dan in de vorige eeuw komt dit nog steeds voor. Het argument, veelal geuit bij een jongere patiënt, is dan: 'Door de behandeling maak je van de patiënt een "zieke", een *cripple*.' In deze gevallen is overleg met de patiënt de enige oplossing.

Vraag 7
Is bij u een bloedingneiging vastgesteld? Zo ja,   II
Bloedt u langer dan één uur na verwonding of ingrepen?   III
Krijgt u zonder stoten blauwe plekken?   IV

3.7.1 Symptomen

Hemostasestoornissen kunnen het gevolg zijn van een vermindering van het aantal of van het slecht functioneren van de bloedplaatjes (gestoorde bloedstelping), of veroorzaakt worden door een afwijking van de stollingsfactoren (gestoorde bloedstolling). In beide gevallen kan dit als aangeboren afwijking vóórkomen of verworven zijn tijdens het leven. Tot de laatste categorie behoort ook de iatrogene vorm veroorzaakt door medicamenten.

Ook vasculaire ziekten, zoals het syndroom van Ehlers-Danlos, kunnen een afwijking van de hemostase veroorzaken. De belangrijkste toets voor de hemostase is een goede anamnese.

1a *Capillaire bloedingen en bloedplaatjes*: het lang doorbloeden van schaafwonden van de huid en de slijmvliezen berust op een disfunctie van en/ of een tekort aan bloedplaatjes. De grens ligt bij een goed functionerend trombocytenaantal van $50 \times 10^9/l$ (n = $150\text{-}350 \times 10^9/l$). Een defect uit zich in puntbloedinkjes (petechiën) van de huid en het slijmvlies en in het diffuus opwellen van bloed zonder zichtbare bron bij schaaf- en slijmvliesverwondingen (oozen).

Spontane klachten ontstaan bij circa $20 \times 10^9/l$ goed functionerende trombocyten, zoals confluerende petechiën en papilbloedingen.

Purpura (diffuus aanwezige petechiën) treden meestal op bij drukplekken zoals de enkels en onder de mammae, door de zwaartekracht aan de onderbenen en door zuigactiviteit aan het palatinale en vestibulaire mondslijmvlies (afbeelding 3.7.1).

Bij waarden van $10 \times 10^9/l$ is de patiënt door de kans op spontane orgaanbloedingen in levensgevaar.

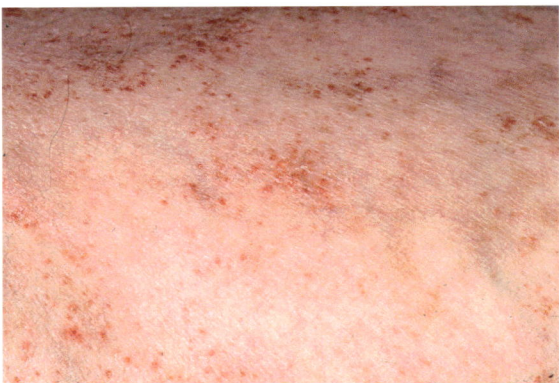

Afbeelding 3.7.1   Petechiën bij een trombocytopenie

1b De *nabloeding* en *stollingsfactoren:* als na een aanvankelijke stop na enige tijd een bloeding optreedt, spreekt men van nabloeding. Deze kan dagen aanhouden. De fibrinedraadvorming die nodig is om de plug van bloedplaatjes te verstevigen bij laesies van grotere vaten is dan verstoord. Deze plug wordt door het langsstromende bloed 'weggespoeld'.
De draadvorming komt tot stand door de interactie van stollingsfactoren, waarbij de ene stollingsfactor de andere activeert. Het gezonde individu bezit 100% van elke factor, weliswaar met een ruime spreiding. Hoe lager de waarde van één stollingsfactor in het bloed, des te ernstiger de consequentie voor de bloedstolling.

2a De *aangeboren stollingsdefecten* worden verdeeld naar ernst:
– defecten met een stollingsfactorpercentage van minder dan 1 vallen al bij de bevalling op door bloedingen uit de navel en door intracerebrale bloedingen;
– patiënten met ernstige aangeboren defecten (1-5%) behandelen zichzelf tegenwoordig vaak met een profylactische toediening van stollingsfactorconcentraat (vergelijk de zelfcontrole bij diabetes mellitus). Getracht wordt om bij deze patiënten het niveau tussen 15 en 30% te handhaven. Hierdoor krijgt de tandarts zowel subhemofilie- als hemofiliepatiënten te behandelen. Deze eigenhandige profylaxe kan tijdelijk onvolledig zijn, zodat een bloedingstendens niet altijd uit te sluiten is;
– een concentratie tot 30% is voldoende om bij kleine traumata, zoals bij extracties, ernstige nabloedingen te voorkómen;
– bij stollingsdefecten boven de 30% is de patiënt veelal drager van een congenitaal defect en veroorzaakt tandheelkundig handelen in de regel geen problemen.

2b Verworven stollingsdefecten kunnen zich op elke leeftijd voor het eerst voordoen. De frequentste oorzaak is het iatrogene defect door de toediening van vitamine K-antagonisten zoals cumarinederivaten als antitrombosetherapie. Deze preparaten verdringen door hun structurele overeenkomst vitamine K competitief in de levercel, waardoor niet-functionerende stollingsfactoren worden gevormd. Het therapeutische effect van vitamine K-antagonisten begint na 6-12 uur. Het optimale therapeutische niveau met een INR tussen de 4,4 en 2,6 wordt na 2 à 3 dagen bereikt.
Bij een vitamine K-tekort op basis van ziekte of insufficiënte voeding worden de factoren II, VII, IX en X wel aangemaakt maar afunctioneel.
In toenemende mate vormt in de praktijk de chronische leverinsufficiëntie (alcoholmisbruik) een probleem. Hierbij worden de factoren I, II, VII, IX, X, XI en XII verminderd aangemaakt.

Relatie bloeding-stollingsfactorpercentage:
- spontane intra-articulaire bloedingen (haemarthrose) zijn altijd pathologisch. Vaak leiden recidiverende gewrichtsbloedingen tot artrose en spierbloedingen tot verlammingsverschijnselen;
- stollingsfactortekorten met waarden tussen de 1 en 5% uiten zich door bloedingen op plaatsen die normaliter niet tot de getraumatiseerde delen behoren. Blauwe plekken (hematomen, ecchymosen) op het scheenbeen hebben minder betekenis dan die op de achterzijde van het bovenbeen (afbeelding 3.7.2). Essentieel is de vraag of het trauma in verhouding staat tot de grootte van de bloeding;
- onverwacht bloedverlies bij grotere ingrepen wijst op een stollingsfactorpercentage van tussen de 5 en 30%. Parameters voor stollingsproblemen zijn vroeger doorgemaakte complicaties, zoals na circumcisie, adenoton-

Afbeelding 3.7.2 Hematoomvorming op een uitzonderlijke plaats en qua omvang niet gerelateerd aan het trauma is verdacht voor een stollingsdefect

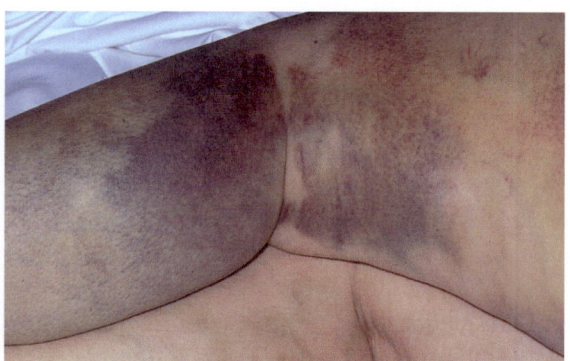

sillectomie, snijwonden, tandheelkundige ingrepen, tandextracties of een bevalling. Tekenen van onvoldoende suppletie bij aangeboren afwijkingen zijn marginale tandvleesbloedingen die ontstaan bij de preparatie van caviteiten en bij het aanleggen van matrijsbanden of plaatsen van rubberdamklemmen;
- bloedingen uit één lokalisatie, bijvoorbeeld recidiverende neusbloedingen, zijn meestal het gevolg van lokale vaatpathologie;
- er komen ook combinatiedefecten voor, waarvan de ziekte van von Willebrand het frequentst voorkomt en het bekendst is. Er bestaat een bloedplaatjesaggregatiedefect en de stollingsfactor VIII is verlaagd. Deze combinatie veroorzaakt naast een verlengde bloedingstijd ook een vertraagde stolling. Het beloop van de ziekte is onvoorspelbaar. Traumata en operatieve ingrepen geven aanleiding tot heftige bloedingen, ook in de mond. Het beeld wordt bij kinderen manifest en neemt met het stijgen van de leeftijd in intensiteit af. Tijdens de zwangerschap is door de fysiologische concentratieverhoging van factor VIII het beeld subklinisch.

3.7.2 Preventie

Preventie is alleen van belang bij bloedige ingrepen en bij injecties (lokale anesthesie) op plaatsen waar het weefsel weinig tegendruk geeft. De mogelijkheden tot tandheelkundig behandelen zijn afhankelijk van de ernst van het stollings- of stelpingsdefect.

Preventieve maatregelen bij:

mASA II

Bij het vermoeden van een bloedingsafwijking contact opnemen met de huisarts of behandelend specialist. Deze verstrekt de gegevens met betrekking tot het aantal en de functie van trombocyten of de aanwezige stollingsfunctiestoornissen.

1 Bij *bloedstelpingsproblemen* door congenitale bloedplaatjes blijven de patiënten lang in een goede conditie mits preventief wordt gehandeld. Preventieve maatregelen ten aanzien van cariës en parodontale aandoeningen heeft voor deze groep patiënten meer betekenis dan voor een 'gezonde' populatie. Professionele mondhygiëne, sonderen van pockets en ruimten tussen de wortels van de gebitselementen, subgingivaal tandsteen verwijderen en rootplanen veroorzaken oozen. Dit maakt slechts een beperkte behandeling mogelijk, omdat de tandarts/mondhygiënist in het vochtige wondbed het 'zicht verliest'. De spontane gingivabloeding bij lage trombocytenwaarden beangstigt de patiënt, waardoor het dage-

lijks poetsen wordt overgeslagen. Juist in een dergelijke situatie is optimale mondhygiëne noodzakelijk om infecties en verlies van steunweefsel te voorkómen. De dagelijkse hygiëne kan tijdelijk ondersteund worden met chloorhexidine (0,1%). Een bloedingsneiging staat een restauratieve behandeling niet in de weg. Op gebitsbehoud gerichte behandelingen hebben de voorkeur.

2   Bij *aangeboren stollingsafwijkingen* volgt de eerste tandheelkundige controle omstreeks de 18e levensmaand. Op dat ogenblik is het goed met de ouders een preventief programma te bespreken voor de kinderen. De voeding, hygiëne, fluoridenapplicatie, tandsteenverwijdering en frequente controle dienen aan de orde te komen.

Bij aangeboren stollingsafwijkingen zal men uiterst voorzichtig moeten zijn met lokale verdoving. Hierbij kan hematoomvorming optreden in de weke delen. Deze is moeilijk te behandelen en kan door zwelling en druk op de luchtweg een levensbedreigend zuurstoftekort geven. Beperk de lokale verdoving daarom zo veel mogelijk tot apicale en intraligamentaire verdoving. Bij uitgebreide behandelingen heeft algemene anesthesie de voorkeur. Bij caviteitpreparatie wordt veelal afgezien van lokale anesthesie.

3   Bij *verworven stollingsafwijkingen* en bij controle door de trombosedienst dient men bij het voornemen van bloedige ingrepen contact op te nemen met de regionale trombosedienst. De meest toegepaste producten in Nederland zijn de acenocoumarol (Sintrom®) en de fenprocoumon (Marcoumar®). Deze hebben een maximale werkingsduur van 4 tot 10 dagen. Medisch gezien wordt gestreefd naar een therapeutische marge tussen de 2.6-4.4 INR. Bij deze waarden zijn bloedige ingrepen in de mond gecontra-indiceerd (tabel 3.7.1.).

Sommigen menen dat voor geen enkele tandheelkundige ingreep de antistollingsbehandeling behoeft te worden onderbroken. Deze tandartsen stellen echter hoge eisen aan de lokale status. Behandeling vooraf van een bestaande gingivitis en parodontitis, het atraumatische extraheren en het voorkomen van reflectoire vasodilatatie behoren tot de voorwaarden. Indien een tijdelijk herstel van de stolling gewenst is, zodat er geen bijzondere eisen gesteld hoeven te worden aan de status localis, regelt de trombosedienst op verzoek van de tandarts de begeleiding van de patiënt; uiteraard alleen als de antistolling medisch

Tabel 3.7.1   Indeling van waarden bij antistolling en de correctie

INR	Seconden	Vitamine K1
> 3,9	150	10 mg = 10 druppels
3,9-2,1	150-80	5 mg = 5 druppels
< 2,1	< 80	geen vitamine K

gezien onderbroken mag worden. Soms is de antistolling slechts een beperkte periode geïndiceerd (bij een trombosebeen of longembolie bijvoorbeeld drie tot zes maanden), zodat bloedige ingrepen uitgesteld moeten worden.
- Alle tandheelkundige handelingen, zoals parodontale chirurgie en extracties, kunnen bij een INR tussen 2,6 en 1,7 worden uitgevoerd. Het verdient aanbeveling het aantal bloedige tandheelkundige behandelingen vanwege concentratieverlies te reduceren. Dezelfde avond kan bij het ontbreken van complicaties de behandeling met cumarinederivaten worden hervat.
- Bij kaakchirurgische behandelingen is een INR van 1,2 adequaat. Over het algemeen is een INR van 1,7 voor kleine ingrepen voldoende.
- De toediening van het antidotum, vitamine K (Konakion), is geïndiceerd bij hypovitamine K of bij de wens tot een snelle orale blokkade van anticoagulantia (10 mg = 10 druppels op een suikerklontje, met een maximum van 25 mg).

Bij de preventie wordt de in de tandheelkunde veelbesproken invloed van aspirine en derivaten naast NSAID's niet aangetroffen, omdat deze het tandheelkundig handelen niet beïnvloeden. Anders wordt het indien patiënten een combinatie gebruiken van aspirine met andere plaatjesremmers waaronder clopidogrel (Plavix). Deze combinatie leidt tot een versterkte bloedingsneiging, waarvan de portee voor de tandheelkunde nog onduidelijk is. De toediening van clopidogrel is echter voor de patiënt van groot belang in verband met de indicaties (na de dotterprocedure en na de plaatsing van allerlei typen intra-arteriële stents). In de regel is het staken van de behandeling (alleen met toestemming van de voorschrijvend arts!) voldoende om na 3-5 dagen een bloedige ingreep te verrichten. In de nabije toekomst zijn in dit kader veel nieuwe geneesmiddelen te verwachten.[1, 2, 3]

mASA III

4   Bij bloedingen ten gevolge van de *ziekte van von Willebrand* kan men via de neus vasopressine toedienen (DDAVP 0,3-0,5 mg/kg). Er ontstaat een passagère stijging van het defecte factor VIII-deel, zodat deze procedure niet geschikt is voor langdurig gebruik. Een langdurige behandeling met oestrogenen heeft bij vrouwen een vermindering van de bloedingsneiging tot gevolg, zoals tijdens de zwangerschap.

5   Bij een *stollingsprobleem* niet meer dan 2-3 elementen in dezelfde zitting atraumatisch chirurgisch verwijderen. Het aantal is medeafhankelijk van de toestand van de gingiva. De alveolaire botranden worden zacht gecuretteerd. Daarna de extractiewond zorgvuldig overhechten. Het over-

hechten met atraumatisch, resorbeerbaar materiaal geeft een betere stelping en heeft geen posthemorragisch effect.

6   Bevorder de lokale hemostase door compressie van de betrokken zone gedurende 30 minuten met een gaastampon, bevochtigd met een fysiologische zoutoplossing. Soms kan een tampon gedrenkt worden in trombine (concentratie: 5000 U/ml) of in epsilon-aminocapronzuur of tranexaminezuur. Zo nodig kan de bloeding worden beëindigd met gelfoam of gelatinespons.
Gelfoam in trombine gedrenkt zal sneller tot stolling aanzetten. Het opgerolde product in de alveole onder de hechting ingebracht zou echter de infectiekans verhogen en een vertraagde wondgenezing veroorzaken. Tamponnade van de alveole vindt plaats met lichaamsvreemd materiaal. Daarom dient het product volledig resorbeerbaar te zijn, de wondheling niet te vertragen en het risico van infectie niet te laten toenemen. Om dit te bewerkstelligen is het aangewezen de alveole niet tot de gingivale rand maar slechts voor twee derde op te vullen.
Het appliceren van een in hemostatische of adstringerende vloeistof gedrenkte ligatuur kan nuttig zijn. In de komende jaren zal lasercoagulatie toepassing vinden. Veel onderzoek is op dit moment gaande naar producten die juist bij stollingsproblemen het sluiten van de wond kunnen bevorderen. Het is nog niet duidelijk of dit ook in de tandheelkunde van profijt kan zijn.

7   Lokale of systemisch toegediende antifibrinolytica verminderen de fibrinolytische werking van het speeksel. De dosering van tranexaminezuur (Cyclokapron, Exacyl) ligt tussen de 500 en 1000 mg per 6 uur gedurende 8-10 dagen per os, te beginnen enkele uren voor de extractie. Ook een mondspoeling op basis van tranexaminezuur blijkt effectief.

8   Als men tot lokale verdoving besluit, dan bij voorkeur zonder vasoconstrictor. De compensatoire vasodilatatie na een aanvankelijke constrictie doet het stollingsbevorderende effect teniet.

9   Profylactische toediening van antibiotica wordt niet aangeraden.

10 Corticosteroïden, in de literatuur aangeraden als vaatwanddichter, hebben in de praktijk geen effect.

11 Als hemostase bereikt is, mag de patiënt naar huis met de volgende richtlijnen:
    – dichtbijten op een gaas als de bloeding opnieuw begint;
    – niet frequent naspoelen;
    – warm eten en drinken vermijden in verband met het ontstaan van een insufficiënt stolsel door vasodilatatie;
    – zachte voeding gebruiken – het gebruik van ijs tegen de zwelling heeft vooral een psychologisch effect;

- roken en alcohol beperken;
- sportactiviteiten vermijden;
- indien pijnstillers nodig zijn, geen acetylsalicylzuur of NSAID's in verband met de negatieve invloed op de bloedplaatjesfunctie, maar paracetamol. Bij heftige pijn kan paracetamol in combinatie met codeïne worden voorgeschreven.

12 Veel hemofiliepatiënten zijn besmet met hepatitis B, C of D, een enkeling met hiv. De patiënten zijn hiervan op de hoogte.

mASA IV

13 Bij ernstige defecten leiden ook routinehandelingen tot hematoomvorming, zoals intraorale röntgenopnamen, tandsteen verwijderen of het gebruik van een speekselzuiger. De afdruklepel kan mondbodemhematomen veroorzaken. Er bestaat een absolute contra-indicatie tegen regionale blokanesthesie, zoals mandibulaire anesthesie en vestibulaire injecties achter in de bovenkaak. Het losmazig bindweefsel bevat een overmaat van bloedvaten. Bovendien zijn deze gebieden slecht begrensd. Lokale bloedingen breiden zich door een gebrek aan weefseltegendruk gemakkelijk uit.

14 Als voorafgaand aan een ingreep stollingscorrectie mogelijk is, heeft dat de voorkeur. Bij ernstige, niet-corrigeerbare stollingsdefecten is een preoperatieve infusie van factoren mogelijk, die 24 uur voorafgaand aan de ingreep dient te beginnen. Grotere ingrepen (chirurgie) vereisen een stollingsfactorsubstitutie gedurende 10 dagen, gerekend vanaf de operatiedag. Hierbij dient het factorgehalte niet onder de 40% te dalen.

15 Substitutietherapie met transfusie van trombocyten is, in verband met de korte overlevingsduur van de bloedplaatjes, alleen geïndiceerd bij acuut, kortdurend en met andere maatregelen niet te bestrijden bloedingsgevaar.

16 Bij een stollingscorrectie boven de 20% is anesthesie mogelijk. In veel gevallen kan verdoving worden bereikt door intraligamentaire verdoving. Vervolgens kan dan de pulpa geëxponeerd worden, waarna men overgaat tot intrapulpale anesthesie. Voorwaarde is een gezonde, strak aanliggende gingiva.

17 Bij kinderen en bij volwassenen met weinig zelfcontrole moet men bij het achterwege blijven van anesthesie op meer onverwachte en daarmee eventueel weefsellaederende bewegingen verdacht zijn. In deze gevallen kunnen hypnose en het gebruik van de inhalatiesedatietechniek met lachgas-zuurstofmengsels worden overwogen.

Vraag 8
Hebt u ooit verlammingen (beroerte of attaque) of spraakstoornissen gehad? Zo ja, II
Hebt u nu tevens vergelijkbare klachten die korter dan 24 uur bestaan? III
Hebt u in de laatste 6 maanden een beroerte of attaque gehad? IV

Een TIA (*transient ischaemic attack*) wordt gedefinieerd als een aanval met compleet reversibele, neurologische uitvalsverschijnselen met een maximale duur van 24 uur, maar meestal niet langer durend dan 10 tot 15 minuten. In de leeftijdscategorie van 55-64 jaar is de prevalentie van TIA's 1,9%, 3,5% tussen 65 en 74 jaar en boven de 75 jaar 5,1%.[1]

Bestaat de uitval langer dan 24 uur maar korter dan 48 uur, eveneens met volledig herstel, dan wordt de aanval een RIND (*reversible ischaemic neurological deficit*) genoemd. Bewusteloosheid is bij de TIA en de RIND niet noodzakelijk een symptoom.

De TIA wordt beschouwd als de voorloper van een cerebrovasculair accident (CVA). Het risico van een beroerte na een TIA is 8-12% na 7 dagen, oplopend tot 11-15% na een maand.[2] Een totale afsluiting wordt in 10-20% van de gevallen voorafgegaan door een TIA; omgekeerd worden TIA's in 35-50% van de gevallen gevolgd door een totale afsluiting binnen 5 jaar.

Wie eenmaal een CVA heeft gehad, heeft een kans van 6 tot 12% op een recidief binnen een jaar.

In Nederland bedraagt de incidentie van een CVA 2-4 per 1000 patiënten/jaar, sterk oplopend na het 60e jaar. Van alle CVA-patiënten krijgt 80% een infarct en 20% een bloeding, waarbij 15% van de patiënten in de eerste week na het accident sterft.[3]

De cardiovasculaire embolie is verantwoordelijk voor 30% van alle CVA's. Deze ontstaat bij klepafwijkingen, (eventueel paroxismaal) bij atriumfibrilleren, bij een cardiomyopathie, bij een aneurysma cordis en bij een myocardinfarct (hartinfarct waarbij de endotheelbekleding is betrokken) – vooral indien dat de laatste 6 weken plaatsvond.

Dit is de reden dat na een TIA de patiënten preventief worden behandeld met aspirine. Een uitzondering hierop vormen de patiënten met boezemfibrilleren: deze krijgen cumarinen.

3.8.1 Symptomen
Zowel bij een TIA als bij een CVA zijn de symptomen afhankelijk van het arteriesysteem waarin de afwijking zich manifesteert (tabel 3.8.1 en tabel 3.8.2).

Tabel 3.8.1 Symptomatologie TIA's en CVA's in het vertebrobasilaire stroomgebied

- Vertigo
- Homonieme hemianopsie
- Kwadrant-hemianopsie
- Corticale blindheid
- Diplopie
- Perioraal verminderd gevoel
- Uitvalsverschijnselen van de lagere hersenzenuwen
- Krachts- of gevoelsvermindering in alle ledematen
- Ataxie
- Drop attacks
- Dysartrie
- Dysfagie
- Bewustzijnsverlies

Tabel 3.8.2 Symptomatologie TIA's en CVA's in het carotisstroomgebied

- Monoculaire blindheid (amaurosis fugax)
- Contralaterale parese of gevoelsvermindering
- Taalstoornis als afasie (motorisch of sensorisch)
- Apraxie
- Homonieme hemianopsie
- Uitval hoge corticale functies (rekenen, ruimtelijke ordening)

1 Het frequentst is het stroomgebied van de arteria carotis interna aangedaan, van waaruit de arteria cerebri anterior en de arteria cerebri media aftakken. Deze voorzien het grootste deel van één hemisfeer van bloed.
  – bij een TIA in het carotisgebied kan de patiënt soms woorden niet benoemen, of er bestaat een kortdurende voorbijgaande blindheid, een krachtsvermindering in een arm of been of een *absence*. Het bewustzijn bij een TIA blijft in de regel helder;
  – bij een CVA (bloeding, trombose, embolie) in het carotisgebied vallen de motoriek en de sensibiliteit van één lichaamshelft uit. Soms gaat hoofdpijn aan het accident vooraf. Eenzijdige areflexie gaat dan gepaard met hypotonie en verlies van pijnreacties. Door het wegvallen van de spanning in de wangspieren worden de wangen bij elke respiratie opgeblazen ('tabakzakblazen'). De patiënt raakt bewusteloos, eventueel met epileptiforme manifestaties. De oogstand is gericht naar de haard in de hersenen. De patiënt 'kijkt zijn haard verwijtend aan'. Vaak wordt de ademhaling periodiek onderbroken door een korte periode van apneu (cheyne-stokesademhaling). Ten gevolge van de motorische zenuwuitval kan secundaire ademinsufficiëntie optreden.

Van alle patiënten ontwikkelt 20% een afasie. Bij de motorische afasie kan de patiënt het woord wel bedenken maar niet uitspreken. Bij de sensorische afasie begrijpt de patiënt niet wat er tegen hem wordt gezegd. Hoewel de afasie wijst op een lokalisatie in de linkerhemisfeer bij 95% van de rechtshandigen, is dat slechts bij 50% van de linkshandigen het geval. Naast een eenzijdige motorische en sensibele uitval zijn ook de hogere corticale functies uitgevallen (bijvoorbeeld de verwaarlozing van één lichaamshelft, een stoornis in de ruimtelijke oriëntatie of het rekenen).

Zelden is er braken. Verminderde of afwezige pulsaties over de a. temporalis superficialis kunnen wijzen op een stenose of occlusie van de a. carotis communis of soms arteriitis temporalis. Af en toe is een geruis hoorbaar over de a. carotis.

2 Het stroomgebied van de arteriae vertebrales en de arteria basilaris verzorgt de bloedvoorziening van de hersenstam, het cerebellum en de occipitale gebieden.
  - bij een TIA in het vertebrobasilaire gebied beschrijft de patiënt zijn duizeligheid alsof hij op een schip staat en zich moet vasthouden. Bij *drop attacks* zakt de patiënt bij helder bewustzijn en zonder reden door zijn knieën. Omdat de patiënt dit niet onderkent, worden voor zijn valpartij vaak verzinsels naar voren gebracht, zoals een schil op straat, een losliggende steen, enzovoort;
  - bij de CVA is de patiënt stuurloos. Er is sprake van een bilaterale zwakte of gevoelsstoornissen of alternerend (dan links, dan rechts), en ataxie. De articulatie is gestoord (dysartrie) alsook de slikactie (dysfagie). Dubbelzien treedt op, met of zonder manifeste oogspierverlammingen;
  - aan bloedingen vanuit aneurysmata tussen de hersenvliezen (arachnoïdale bloeding) gaat een provocatie vooraf (sjouwen, tillen, persen, coïtus). De bewusteloosheid kan aansluitend op een korte periode van heftige hoofdpijn of abnormaal gedrag optreden. Neurologische uitvalsverschijnselen ontbreken meestal. De temperatuur is subfebriel.

3.8.2 Preventie

Preventieve maatregelen bij:

mASA II

1 Leg vast of er predisponerende factoren in de anamnese aanwezig zijn. De pols, ritmestoornissen en een bloeddrukverhoging zijn de belangrijkste predisponerende factoren.

2 De voorkeursbehandeltijd is aan het eind van de ochtend. In verband met de hoogte van de bloeddruk zou men eerder aan het midden van de middag denken, maar dan is de patiënt vaak al te moe.
3 De voorkeurshouding is bij:
   - *dysfagie* en een vertraagde slikreflex een (half)zittende behandeling, eventueel met gebruik van een rubberdam. De slikproblemen komen in 55% van de gevallen tot uiting bij het 'even spoelen'. Vaak vindt drinken zijn weg door de neus naar buiten;
   - *artrose van de halswervelkolom* zeker geen overstrekte houding in de tandartsstoel. Dit kan de afknelling van de arteria vertebralis door de haakvorming aan de wervellichamen introduceren.
4 De duur van de controle/behandeling na een CVA dient in overleg met de patiënt te worden vastgesteld. Geduld is vaak noodzakelijk. Als dit speelt, is een behandeling aan het einde van de werkdag beter dan op het voorkeurstijdstip van de patiënt, zodat het tijdschema minder dwingend is. Bij alle typen afasie is de communicatie bemoeilijkt. Uw mondmasker vermindert daarbij de contactmogelijkheid bij het geven van instructies. Hulp van verzorgers is van belang. Patiënten kunnen bij een afasie ook hun frustraties niet kwijt, waardoor ze vaak als bot en 'onbehandelbaar' overkomen, met emotionele uitbarstingen en later depressieve episoden.
5 Blijf maximaal conservatief met uw behandeling. Conserverende tandheelkunde met lokale anesthesie in combinatie met een vasoconstrictor (adrenaline 1:200.000) en niet vergeten om te aspireren is optimaal.
6 Retractiedraden met adrenaline zijn gecontra-indiceerd.
7 Speciale aandacht vragen:
   - de *verslapte gezichtsmusculatuur* kan een verandering van occlusie veroorzaken en heeft invloed op de kauwfunctie en daarmee op de voedselopname. De combinatie facialisparese en een volledige prothese verdraagt elkaar slecht;
   - de invloed op de *speekselproductie*;
   - de medicatie geeft kans op *xerostomie*, zodat een optimalisatie van de mondhygiëne en eventueel speekselsubstitutie nodig zijn;
   - *partiële verlammingen van hand en gezicht* bemoeilijken de regulaire mondhygiëne. Professionele zorg en hulpmiddelen zoals het gebruik van een elektrische tandenborstel kunnen het behoud van het eigen gebit ondersteunen. Aanpassingen van de tandenborstel en floss met behulp van een ergotherapeut zijn aangewezen;
   - abnormale *tongbewegingen* met ophopen van voedsel onder de tong zijn regelmatig een klacht, met halitose als gevolg van de onvoldoende reiniging.

8 Interacties:
- patiënten met een CVA of TIA bij boezemfibrilleren gebruiken antistolling onder controle van de trombosedienst, met een INR (International Normalised Ratio) tussen de 2.0 en 3.0. Voor bloedige ingrepen, waarbij grotere vaten dan capillairen worden geopend, dient eerst overleg met de regionale trombosedienst plaats te vinden. De trombosediensten regelen zowel het eventueel staken als het opnieuw starten van de cumarinetherapie;
- patiënten die alleen met aspirine of aspirinederivaten worden behandeld kunnen deze medicatie bij iedere tandheelkundige behandeling ongewijzigd voortzetten. Bij combinaties met andere remmers van bloedplaatjesaggregatie dient overleg plaats te vinden met de voorschrijver van deze medicatie.

mASA III

9 De eerste controle na een TIA of CVA moet niet langer dan tien minuten duren en dient het liefst midden op de ochtend plaats te vinden.
10 Behandelingen van enige importantie mogen alleen plaatsvinden indien het CVA langer dan zes maanden en een TIA langer dan drie maanden geleden heeft plaatsgevonden.
11 Mocht zich toch een recidief accident voordoen, dan de patiënt zo snel mogelijk laten vervoeren naar een *stroke unit*. Hoewel een tandarts op het klinische beeld niet kan differentiëren tussen een trombose (embolie), vaatspasme of een bloeding is het essentieel dat deze differentiatie in de klinische setting duidelijk wordt. Voor patiënten met een trombose die binnen drie uur na het accident intraveneuze trombolyse ondergaan met een weefselplasminogeenactivator (*recombinant tissue plasminogen activator*, rtPA) verbetert de prognose.

mASA IV

12 Geen electieve ingrepen bij in gang zijnde TIA's en zelfs liever niet binnen drie maanden. Een CVA niet behandelen binnen zes maanden, gezien de grote kans op recidief.

Vraag 9

Hebt u epilepsie? Zo ja,	II
Wisselt u regelmatig van medicijnen?	III
Hebt u ondanks uw medicijnen regelmatig aanvallen?	IV

Epilepsie is een verzamelnaam voor een groep aandoeningen die drie gemeenschappelijke kenmerken hebben (tabel 3.9.1 en tabel 3.9.2):
- excessieve, spontane, abnormale elektrische ontladingen van grote groepen neuronen in de grijze stof in de hersenschors;
- veranderingen in het bewustzijn, de cognitie en motorische functies;

Tabel 3.9.1   Vóórkomen van een gelegenheidsinsult

- Koorts (koortsstuipen)
- Zuurstoftekort – syncope:
    - hartritmestoornissen
    - inflow- en outflowbeperking
    - *transient ischaemic attack*
    - verhoogde intracraniële druk
    - migraine
- Acuut hersentrauma of CVA
- Ziekten:
    - hypertensie-encefalopathie
    - leverfalen, nierfalen
    - fenylketonurie, porfyrie
    - periarteriitis nodosa
    - sikkelcelziekte
    - systemische lupus erythematodes
- Infecties:
    - meningitis, encefalitis
    - lues
- Geneesmiddelgerelateerd:
    - isoniazide, imipenem
    - theofylline, aminofylline
    - lidocaïne, meperidine
    - ketamine, halothaan, enfluraan
    - amitriptyline, imipramine
    - haloperidol, chloorpromazine
    - efedrine, terbutaline
    - methotrexaat, asparaginase, ciclosporine
    - cocaïne, amfetaminen
    - alcohol, voornamelijk onthouding
- Metabole en hormonale stoornissen:
    - hypo- en hypernatriëmie
    - hypo- en hyperglykemie
    - hyperosmolaliteit
    - hypocalciëmie

Tabel 3.9.2 Leeftijdgerelateerde oorzaken van epilepsie

Jonge kinderen
- hypoxie; asphyxia neonatorum
- perinataal intracranieel trauma
- infecties
- metabole afwijkingen
- malformaties

Kinderen, adolescenten
- idiopathisch
- trauma
- infecties

Volwassenen
- idiopathisch
- hoofdverwonding
- alcoholmisbruik
- hersentumoren
- CVA

Tabel 3.9.3 Classificatie van epilepsieaanvallen

Focale of partiële epilepsie
- enkelvoudige partiële trekkingen (bewustzijn intact)
- complexe partiële epilepsie (verminderd bewustzijn, handelen zonder contact mogelijk)
- partieel met secundaire generalisatie

Gegeneraliseerde vorm, bilateraal en symmetrisch
- absences
- myoklonieën
- klonische trekkingen
- tonische trekkingen
- tonisch-klonisch
- atoon

Ongeclassificeerde trekkingen

- neurologische afwijkingen, afhankelijk van de lokalisatie van de elektrische ontladingen in de hersenschors. Welke verschijnselen optreden, hangt af van de plaats en uitbreiding van de abnormale hersenactiviteit. Niet alle wegrakingen berusten op epileptische activiteit. Zo krijgt 2 tot 5% van de kinderen één of meer koortsstuipen vóór het 6e levensjaar.

Een eenmalig insult komt in 4 tot 6% van de gevallen voor, terwijl de diagnose epilepsie bij 0,4 tot 0,7% van de bevolking wordt gesteld.
Voor de tandheelkundige praktijk zijn de tonische/klonische aanvallen met een verlies van het bewustzijn (grand-malaanvallen) en de *absences* van belang. De overige vormen van epilepsie komen hier niet aan de orde (tabel 3.9.3).

3.9.1 Symptomen

1   *De tonisch-klonische aanval* (volledig insult, toeval, grand mal):
    – vaak treden *prodromale of voorspellende verschijnselen* bij deze vorm op, die aura worden genoemd. Deze aura kan enkele dagen van tevoren starten, met hoofdpijn, algemene malaise en prikkelbaarheid. Bij andere patiënten komt de aura kort voor de aanval als een 'vreemd gevoel, opkomend vanuit de maag', of als een geur- of smaaksensatie. Of er ontwikkelt zich een 'wereldverval'-gevoel. Gezichts- of gehoorshallucinaties zijn niet zeldzaam. Daarnaast treden vasomotorische afwijkingen op, zoals zweten, gapen of een hongergevoel, of er bestaan voorafgaande lokale trekkingen (secundair gegeneraliseerde aanvallen). Iedere patiënt heeft zijn 'eigen' aura;
    – de *aanval* begint met een peracuut bewustzijnsverlies. De patiënt valt neer met krampachtig aangespannen willekeurige spieren;
    – de *tonische fase* duurt tien à twintig seconden. Door het aanspannen van het diafragma en de intercostale spieren is de laatste inspiratie door het sluiten van de stemspleet vaak hoorbaar als een dierlijke kreet. Door de spierspasme is er geen ademhaling mogelijk. Deze apneu bij de massale spierspanning vraagt om een maximale zuurstofbehoefte, waarin niet voorzien kan worden, en derhalve leidt dit tot een centrale cyanose (blauwe tong). Door kaakkramp kan de tong ingeklemd worden tussen de tanden, met de vorming van bloedig, slijmig secreet. De symptomen treden onafhankelijk van de houding van de patiënt of van de omgevingssituatie op;
    – daarna volgt de *klonische fase*. Deze fase duurt enkele minuten, waarin de ademhaling weer op gang komt. De klonische fase begint met snelle bewegingen met een kleine amplitude om geleidelijk langzamere uitslagen te tonen met een grotere wijdte. Ten slotte doven de bewegingen langzaam uit. Deze fase gaat gepaard met incontinentie voor urine en soms ook voor feces, afhankelijk van het feit of de blaas dan wel het rectum in deze fase gevuld waren. Hypersalivatie is vaak opvallend;
    – na het tot rust komen van de trekkingen persisteert een *postictaal coma*. Een bewusteloosheid, die minuten tot uren kan duren. De ademhaling komt met kracht op gang door het eerder ontstane zuurstoftekort. In

rugligging zakt bij de verslapte patiënt de tong in de luchtweg. Door de partiële obstructie klinkt de ademhaling snurkend;
- *postsyncopale klachten:* hoofdpijn, spierpijn, vermoeidheid of langere, persisterende sufheid, retrograde amnesie, desoriëntatie en daardoor ook verwardheid en angst. De patiënt kan tijdens het bijkomen explosief braken. In deze fase doen zich passagère neurologische uitvals- of haardverschijnselen voor.

Zowel de aura als de duur van het postictale coma dan wel de postsyncopale klachten is patiëntspecifiek. Het is goed deze gegevens in het patiëntdossier vast te leggen, zodat men in de toekomst beter voorbereid is bij een aanval.

2 De absence komt voor op de leeftijd van vier tot twaalf jaar, en ook op hoge leeftijd. Het betreft een bewustzijnsstoornis die hooguit 30 seconden duurt. Voor deze periode bestaat na afloop een amnesie.
De ademhaling gaat gewoon door tijdens een absence en de gelaatskleur blijft normaal. Wanneer de absences gepaard gaan met knipperen van de oogleden, wegdraaien van de ogen of lichte schokken in de nek of armen, is er natuurlijk veel meer kans dat deze worden herkend.

3 Men spreekt van een *status epilepticus* als een insult langer dan tien minuten duurt in verband met de grote kans op restverschijnselen. Dit is een nieuwe, internationaal aanvaarde definitie. De restverschijnselen, zoals verlammingen, geheugenstoornissen of zelfs de dood, berusten op de levensbedreigende hypoxische situatie tijdens de apneufasen.

Voor de diagnose 'epilepsie' bestaat geen gouden standaard. De diagnose wordt vaak gesteld op het verslag van ooggetuigen en via eeg-gegevens. Ontkenning, dissimulatie en bagatellisering komen na een eerste aanval voor.

3.9.2 Preventie

Preventieve maatregelen bij:

mASA II

1 Men dient een epilepsiepatiënt te adviseren altijd met begeleiding te komen en niet met eigen vervoer.
2 Probeer een tijdstip en een wijze van behandelen te vinden met weinig kans op complicaties, of verhoog de medicatie kortdurend in overleg met de medisch behandelaar.
3 Preventie met tot doel het behoud van het eigen gebit staat voorop. Losse voorzieningen moeten te allen tijde worden vermeden.

Tabel 3.9.4 Predisponerende factoren voor een grand-malaanval

- Lichtflitsen
- Slaapdeprivatie (narcolepsie)
- Honger
- Stress, spanningen, emoties
- Paniek
- Hyperventilatie
- Hypoxie
- Hypoglykemie

4   Predisponerende factoren tot het krijgen van een aanval zijn inherent aan de tandheelkundige behandeling (tabel 3.9.4). Het risico bij de tandarts/mondhygiëniste hangt af van het type epilepsie en de reactie op medicatie. Het is niet voorspelbaar en daarmee niet altijd te voorkomen. Weet welke factoren provocerend werken. Iedere epilepsiepatiënt heeft zijn 'eigen verhaal'. Rust, ook met betrekking tot geluid en licht, is gewenst.
5   Ken de prodromen of het aura van uw epilepsiepatiënt.
6   Weet wat de duur van het postictaal coma is en ken de problemen die u kunt verwachten nadat de patiënt bij bewustzijn is gekomen.
7   Tegen de tongbeet kan preventief een *mouthprop* worden ingebracht, mits uw handelen dat toelaat (afbeelding 3.9.1). Hout of anderszins breekbaar materiaal wordt verpulverd door de kaakklem, met kans op aspiratie, bij de eerste ademteug na het stoppen van de trekkingen. Er zijn ook hulpmiddelen in de handel die bij het begin van de aanval in de mond ingebracht kunnen worden, zoals het bijtblok en de EpiGuard. Voor dit type hulpmiddelen geldt dat het altijd vrijwel onmogelijk is om

Afbeelding 3.9.1   Een mouthprop ter preventie van een tongbeet tijdens een grand-malinsult. De afbeelding geeft het linguale aanzicht

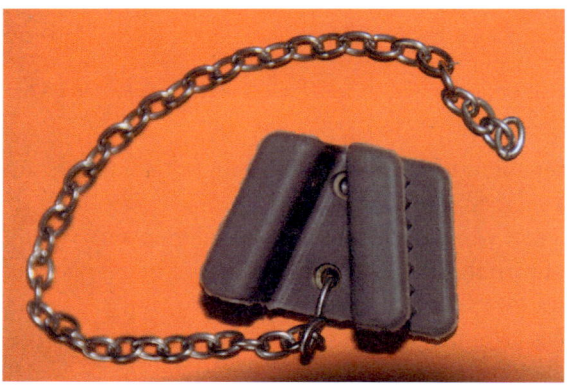

deze nog op tijd in te brengen. Het gevolg is dat men dan bijvoorbeeld het bijtblok tussen de al klemmende kaken probeert te wurmen, met gevaar voor orale laesies.

8   Zodra een gegeneraliseerd insult (grand mal) begint: alle apparatuur uit de mond verwijderen en het werkblad wegduwen. Bij trekkingen proberen traumatische laesies te voorkómen. Het vasthouden van de ledematen is zinloos en niet ongevaarlijk.

9   Een stabiele zijligging van de bewusteloze patiënt na het ophouden van de trekkingen voorkomt een obstructie van de luchtweg en aspiratie van maaginhoud bij braken.

10 Bij persisteren van de aanval of bij onzekerheid over de aard/afloop van de aanval, bel 1-1-2 ten behoeve van een presentatie op een eerstehulppost.

Tabel 3.9.5   Anti-epileptica en bijwerkingen*

Middel	Bijwerkingen
carbamazepine	braken, droge mond, onwillekeurige bewegingen,
	orofaciale dyskinesie, perifere neuritis, trombopeni orofaciale dyskinesie, perifere neuritis, trombopeni
clonazepam	dysartrie, anorexie, coördinatiestoornissen
clopazam	ataxie, verwardheid, duizeligheid, amnesie
ethosuximide	misselijkheid, anorexie, hikken, gingivahyperplasie, zwellen van de tong, anemie, leukopenie, trombopenie
felbamaat	misselijkheid, braken, anorexie, ataxie, duizeligheid, angst, spraakstoornissen, epidermale necrose, bulleuze laesies
fenobarbital	misselijkheid, braken, anorexie, sufheid, duizeligheid, diplopie
fenytoïne	misselijkheid, braken, anorexie, ataxie, duizeligheid, tremoren van de handen, hyperplasie, vergroting van de lippen, spraakstoornissen, osteomalacie
gabapentine	ataxie, duizeligheid, virale infecties, angst, anorexie, amnesie, dysartrie, nystagmus, hyperkinesie, hoge bloeddruk, diplopie, gingivitis, spierschokken
lamotrigine	wazig zien, slaperigheid, misselijkheid, braken, agressie
levetiracetam	asthenie, amnesie, ataxie, hyperkinesie, geheugenstoornissen, agitatie, labiliteit, misselijkheid, braken, anorexie, vijandigheid
oxcabazepine	asthenie, amnesie, ataxie, opwinding, vertigo, apathie, dubbelzien, angio-oedeem, aritmie
pregabaline	oedeem, moeheid, euforie, verwarring, ataxie, abnormale coördinatie, dysartrie, misselijkheid, braken, anorexie, droge mond, slikstoornissen
primidon	sedatie, nystagmus, misselijkheid, braken, anorexie, oedeem, duizeligheid
topiramaat	duizeligheid, moeheid, verwardheid, ataxie, psychomotorische vertraging, spraakstoornissen

* Anders dan de dosisafhankelijke neurotoxische bijwerkingen, zoals cognitieve stoornissen enzovoort. De bijwerkingen zijn verre van volledig, zie het *Farmacotherapeutisch Kompas*.

11 Als medicatie 10 mg diazepam (valium) intramusculair of als microklysma geven als de aanvallen elkaar opvolgen; dit zo nodig herhalen tussen de aanvallen door.
12 Bijwerkingen van anti-epileptica zijn bekend (tabel 3.9.5), zoals de gingivahyperplasie bij fenytoïnegebruik. Anti-epileptica remmen niet alleen de speekselsecretie, ook de samenstelling verandert, met een toegenomen kans op cariës. Al deze factoren maken intensieve tandheelkundige zorg en extra, eventueel professionele, mondhygiënische begeleiding gewenst.

mASA III

13 Geduld is nodig bij de chronisch moeilijk behandelbare epilepticus. Deze patiënten tonen regelmatig een traag gedrag met een 'kleverig' aandoend contact.
14 Bij onzekerheid ten aanzien van de epileptische aanvallen eerst, na eerdere toestemming van de patiënt, overleg met behandelaar.
15 Een patiënt met een ernstigere epilepsie wordt vaak met meerdere middelen tegelijk behandeld. Bij combinatietherapieën toont 70% van de patiënten bijwerkingen in de mond.

mASA IV

16 Behandeling onder supervisie, met aangepaste medicatie. Ook hier komt de toepassing van lachgas steeds meer naar voren.

Vraag 10
Hebt u astma? Zo ja, II
Hebt u daar nu last van? III

Astma wordt normaliter, vooral in Engelstalige landen, verdeeld in twee typen: de extrinsieke of allergische vorm en de intrinsieke vorm ofwel stressafhankelijke astma.

De allergische vorm zou bij deze verdeling voornamelijk bij kinderen voorkomen, met in de anamnese een allergische rhinitis (hooikoorts), voedselallergie, eczeem of urticaria. De stressgebonden astma wordt boven de 35 jaar aangegeven. Vaak wordt daarbij een koppeling gemaakt naar chronisch obstructief longlijden. Deze indeling is in de praktijk niet strikt. Beter is te stellen dat bij een eerste astma-aanval, die op elke leeftijd kan plaatsvinden, beide factoren een rol kunnen spelen. Het verloop tijdens het leven is niet voorspelbaar.

Een steeds meer erkend en herkend type astma is de *reflux-associated asthma*, waarbij de basis wordt gevormd door reflux van maaginhoud in de luchtwegen tijdens platliggen, bij een hernia diafragmatica.[1] Deze patiënten hebben in 25 tot 30% van de gevallen geen enkele refluxklacht in de vorm van zuurbranden of pijn achter het borstbeen. De bronchospasme treedt bij dit type patiënten nogal eens op in de nacht, met een piek rond vier uur in de morgen.

Van de allergische astmapatiënten is 10% overgevoelig voor salicylaten en NSAID's.

Astma bij kinderen neemt in frequentie toe, met een opgegeven prevalentie die sterk wisselt, van 5 tot 19%.[2, 3]

3.10.1 Symptomen

1 Meestal is de patiënt bekend als 'astmapatiënt' of als iemand die 'atopisch' reageert. Veelal is er sprake van een familiale belasting. Astmabronchialeaanvallen kunnen in een bepaalde levensfase met andere uitingen van atopie worden afgewisseld. Bijvoorbeeld een patiënte met astma bronchiale die tijdens de zwangerschap geen enkele klacht van dyspneu kent, maar wel een eczeem ontwikkelt.

2 Astma bestaat uit een aanvalsgewijs optredende kortademigheid, waarbij de uitademing bemoeilijkt is. Er treedt een verlenging van een piepend expirium op. In de beginfase doet de patiënt overdreven aan door het gespannen, nerveuze en angstige gedrag, met onrust en subjectieve

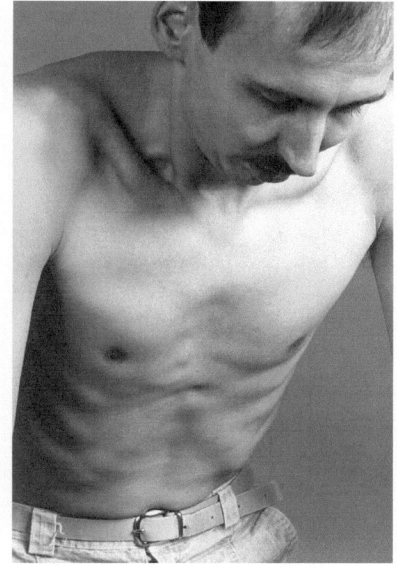

Afbeelding 3.10.1 De stand van de thorax met horizontaal ribverloop tijdens een astma-aanval (volumen pulmonum auctum)

kortademigheid. Objectief kan de onderzoeker dan nog geen afwijkingen vaststellen. Na een aanloopfase ontstaat progressieve kortademigheid met een te hoge frequentie (tachypneu: 20-40/min). De patiënt maakt in toenemende mate gebruik van de hulpademhalingsspieren en heeft de schouders daarbij opgetrokken. De voorkeurshouding is zittend, met de armen steunend, bijvoorbeeld op een tafel. De minimale sputumproductie van taai, gelatineus secreet gaat gepaard met een 'droge kuch'. Noch de duur van de aanval noch de ernst hiervan is bij het begin voorspelbaar. De polsfrequentie is verhoogd, de bloeddruk normaal of verhoogd. Een beklemd gevoel op de borst is soms een bijkomende klacht.

Tijdens de aanval ontstaat een horizontaal ribverloop van de borst en een lage diafragmastand (volumen pulmonum auctum), omdat de patiënt meer lucht inademt dan bij de uitademing weg kan vloeien (afbeelding 3.10.1).

3   In de beginfase is de astmapatiënt tussen de aanvallen door klachtenvrij. Pas als door de stase van secreet in de luchtwegen infecties (bronchitis) een rol gaan spelen, neemt ook tussen de aanvallen de longfunctie af en krijgt de patiënt permanente klachten. De bronchitis is het gevolg van secreetophoping achter de bronchiale vernauwing waardoor een voedingsbodem voor bacteriën wordt geschapen. Men spreekt bij deze elkaar chronisch onderhoudende ziektebeelden van astmatische bronchitis of bronchitis met een spastische component, afhankelijk van het symptoom dat overweegt.
4   Begint de astma-aanval bij de lokale anesthesie, dan dient men dit te onderscheiden van een primair hyperventilatiebeeld.

3.10.2 Preventie

Preventieve maatregelen bij:

mASA II

1   Langdurige, stressvolle of pijnlijke ingrepen dienen voorkómen te worden, omdat angst voor de tandheelkundige behandeling voldoende kan zijn om een astma-aanval te provoceren. Zorg voor een rustige opvang. Een goede uitleg van datgene wat de patiënt bij de behandeling kan verwachten, is noodzakelijk.
2   Triggers voorkómen, zoals contact met sigarettenrook. Fysieke inspanning en het lopen in stormwind of koude, gure wind vermijden vóór de behandeling, evenals emoties tijdens de behandeling (huilen bij

kinderen). Een tandheelkundige behandeling kan op zich een trigger zijn voor hyperactieve luchtwegen. De spirometrische waarden gemeten vóór en dertig minuten na een tandheelkundige behandeling toonden bij 15% van deze patiënten een significante longfunctievermindering aan.[4]

Probeer contact met andere patiënten met luchtweginfecties te voorkomen, evenals pollutie en allergeen contact.

3   Lokale anesthesie dient slechts een lage dosering adrenaline te bevatten (1:200.000) of een alternatieve vasoconstrictor wanneer de patiënt sympathicomimetica gebruikt.

4   Tijdens de behandeling een opkomende astma-aanval zo spoedig mogelijk herkennen. Hiervan hangt het verdere beloop af. Zodra de patiënt klachten aangeeft, de behandeling direct staken, zijn voorkeurshouding laten aannemen (altijd zittend) en proberen om hem of haar te kalmeren. Dit is niet eenvoudig. Het resultaat hangt af van het persoonlijke contact dat men met de patiënt heeft.

5   Hoe te handelen bij een aanval:
   –   bij problemen eerst de patiënt de eigen medicatie laten gebruiken. De astmapatiënt met zijn recidiverende aanvallen is gehecht aan zijn eigen medicatie. Deze dient bij tandheelkundige behandelingen te worden meegenomen;
   –   daarna worden de pols en bloeddruk gecontroleerd;
   –   bij progressie van de klachten kan de medicatie worden uitgebreid met producten die niet in het eigen pakket zitten, bijvoorbeeld 2 mg/2 ml clemastine (Tavegil®) i.m. of per os en/of 0,5 mg/ml salbutamol (Ventolin®). Dosering: 1 à 2 inhalaties of 1 dosering à 200-400 microg., of 1 ampul 0,5 mg/ml i.m. – zo nodig na 10 minuten herhalen;
   –   bij het uitblijven van verbetering kan dexamethason natriumfosfaat (Oradexon) 5 mg/ml i.m. worden gegeven;
   –   met zuurstof dient men voorzichtig te zijn. Aan te raden valt om 4 liter per minuut via een neussonde toe te dienen – intermitterend 15 minuten aan en 15 minuten uit;
   –   voor zover de kennis nu reikt, is het voor de tandarts niet nodig, ook niet bij chronisch gebruik van corticosteroïden door de patiënt (één jaar of langer een lage dosis, of een hoge dosis na een kortere periode), om de dosis te verhogen voor een ingreep. De invloed van tandheelkundige stress bij restauratieve tandheelkunde (wel of niet onder lokale anesthesie) en ongecompliceerde extracties op de cortisolspiegel in het bloed is niet dusdanig dat dit om extra suppleties vraagt;

- bij aanvullende medicatie is voorzichtigheid geboden. Morfine, opiaten en afgeleiden kunnen evenals sedativa een ademhalingsdepressie veroorzaken.
6 Interacties met geneesmiddelen moeten worden overwogen.
   - adrenaline en isoprenaline kunnen het risico van een sympathicomimetisch effect op het hart verhogen;
   - de astmamedicatie van de patiënt beïnvloedt de bèta 1- en bèta 2-activiteit; deze receptoren komen ook in speekselklierweefsel voor. Deze middelen reduceren zowel de gestimuleerde totale speekselsecretie als de parotissecretie met 20-36%. Het speeksel verandert van samenstelling en verliest een deel van de buffercapaciteit. De hoeveelheid Lactobacilli neemt toe. Een verhoging van het cariësrisico is aangetoond. Preventieve maatregelen zoals het spoelen met fluoride en een intensievere controle op de mondhygiëne zijn gewenst;
   - meer erosies door inhalatiemedicatie en reflux bij relaxatie van de slokdarmmusculatuur.
7 Overmedicatie met complicaties komt bij deze angstige patiënten voor.
8 Let op! Het is sinds het begin van de vorige eeuw bekend dat acetylsalicylzuur een astma-aanval kan uitlokken enkele minuten tot enkele uren na de inname. In klassieke gevallen is er ook sprake van nasale problematiek in de zin van een polyposis nasi. Ook andere preparaten uit de NSAID-groep kunnen dergelijke reacties geven.
Overgevoeligheid voor acetylsalicylzuur kan zich op verschillende wijzen manifesteren: urticaria, angio-oedeem van glottis en larynx, *flushing*, rinitis en astma. Bij 8% van 92 astmapatiënten, die wegens een status asthmaticus beademd moesten worden, bleek NSAID-gebruik de oorzaak van de respiratoire insufficiëntie.

mASA III

9 Bij in gang zijnde klachten kan het wijd openhouden van de mond bij de behandeling de kortademigheid doen toenemen, door het wegvallen van de verhoogde intrabronchiale druk, die nodig is voor de expiratie. De behandeling zal in tempi moeten worden uitgevoerd, eventueel onder rubberdam als dit door de patiënt geaccepteerd wordt en met aanvullende medicatie, in overleg met de behandelend arts.
10 In ernstige gevallen kan men vooraf overleggen met de behandelend specialist. De ernst van de astma-aanval is vaak door de patiënt zelf ook niet in te schatten. Bij twijfel liever een electieve ingreep opschorten.

MEDISCHE ANAMNESE, RISICOBEPALING EN PREVENTIE 79

11 Hoewel bij de stressgeïnduceerde aanval in de Verenigde Staten lachgastherapie wordt aanbevolen, vormt de geobstrueerde luchtweg een probleem bij het toepassen hiervan.

mASA IV

12 De patiënt in een status asthmaticus – dat wil zeggen met een levensbedreigende aanval van kortademigheid, die door de patiënt wordt ervaren als een uitputtende ademnood die ondanks maximale medicatie langer dan 24 uur aanhoudt – bezoekt de tandarts niet. Daarom ontbreekt dit thema in de op medisch risico gerichte anamnese.

Vraag 11
Hebt u andere klachten van uw longen of hoest u voortdurend? Zo ja,   II
Bent u kortademig bij traplopen na ongeveer twintig treden?   III
Bent u kortademig bij het aankleden?   IV

Deze vraag omvat alle vormen van *chronic obstructive pulmonary disease* (COPD). De symptomen kunnen vanaf de vroege jeugd aanwezig zijn of zich op latere leeftijd ontwikkelen. Soms bestaat een atopische constitutie. COPD komt voor bij 10-15% van de bevolking, voornamelijk bij actieve rokers.[1]

3.11.1 Symptomen
De symptomen zijn aanvankelijk eensluidend:
1 De voorgeschiedenis vermeldt dat de patiënt, vaak een roker, reeds jaren een chronische hoester is met of zonder opgeven van slijm.
2 Deze patiënten kunnen hun werkzaamheden jarenlang normaal uitvoeren. De klachten verergeren door het optreden van recidiverende infecties.
3 De benauwdheid geschiedt in aanvallen of continu, afhankelijk van het stadium van de ziekte. Hierbij is een piepend, verlengd expirium aanwezig, doordat de uitademingslucht door een vernauwd systeem naar buiten wordt geperst.
4 Kortademigheid, aanvankelijk bij grote inspanning maar langzamerhand toenemend tot dyspneu in rust, leidt tot een oplopende ASA-score.
5 Bij voortschrijding van het proces wordt de uitademing moeilijker. De ademhaling kost steeds meer energie, waarbij het zuurstofgehalte in de circulatie afneemt en het koolzuurgehalte stijgt. Door het stijgen van de niet meer uitwasbare CO_2 ten slotte ademt de patiënt op het zuurstoftekort: *hypoxic drive*. De longfunctie schiet tekort! Geeft men in deze fase zuurstof dan bestaat de mogelijkheid van een ademhalingsstilstand.

Er wordt sinds 1955 bij de chronische longpatiënten onderscheid gemaakt tussen de *pink puffer* (A-type, afbeelding 3.11.1) en de *blue bloater* (B-type, afbeelding 3.11.2).

- het A-type of de emfysematische patiënt is een magere, dyspneuïsche, bij de uitademing puffende patiënt met een niet-productieve hoest, die ondanks ernstige kortademigheid normale bloedgassen heeft. Door de lippen te tuiten wordt de intrabronchiale druk verhoogd, zodat de kleine luchtwegen bij het uitademen niet kunnen samenvallen. Dit puffen karakteriseert de patiënt. Bij het ademen houdt de patiënt luchtvolume vast (verhoogd residu) en diffundeert koolmonoxide minder op alveolair niveau. De ademhaling kost veel energie. De typische houding met opgetrokken schouders en een kyfoscoliose door het voortdurende gebruik van de hulpademhalingsspieren valt op;
- het B-type is de chronische bronchitispatiënt, te dik en met een rood en ietwat opgeblazen gezicht, een productieve hoest, een neiging tot cyanose, waarbij er ondanks een matige kortademigheid een fors zuurstoftekort en een hoog CO_2-gehalte bestaat. Hierdoor ontwikkelen deze patiënten een hoog erytrocytengehalte (polycythemie) waardoor het bloed stroperig wordt. Door de combinatie van vaatverval, reflectoire vasoconstrictie in gebieden met een slechte ventilatie en de polycythemie ontwikkelt de *blue bloater* in een vroeg stadium een overbelasting van de rechterharthelft (hartfalen rechts).

Afbeelding 3.11.1   Type A, de pink puffer

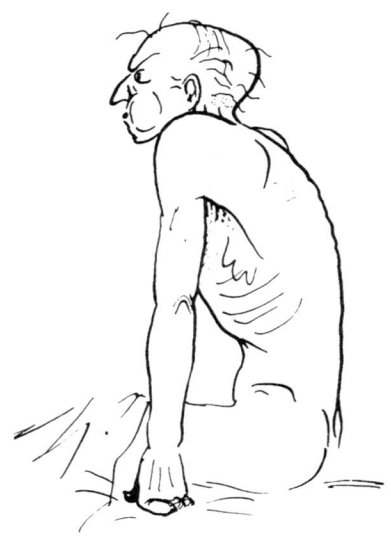

MEDISCHE ANAMNESE, RISICOBEPALING EN PREVENTIE 81

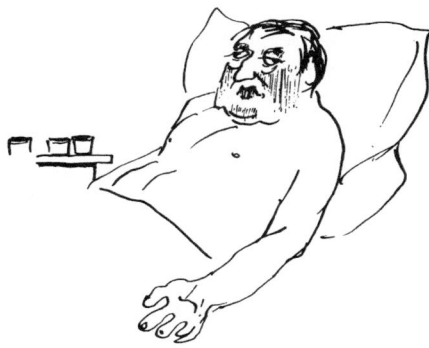

Afbeelding 3.11.2   Type B, de blue bloater

De patiënt met bronchiëctasieën behoort tot het B-type. Deze patiënten tonen een opvallend grote sputumproductie (bekers per dag). De jarenlang intermitterende behandelingen met antibiotica zorgen ervoor dat deze patiënten vaak een bijzondere en ook regelmatig resistente microflora herbergen.
Bij houdingsveranderingen, zoals in de tandheelkundige situatie, komt dit bronchussecreet in beweging en veroorzaakt langdurige, heftige hoestbuien. Het sputum besmet de omgeving van de patiënt en daarmee de unit.

De belangrijkste overeenkomsten tussen beide ziektebeelden zijn de dyspnée d'effort (inspanningsdyspneu), de buikademhaling met verminderde thoraxexcursies en het gebruik van hulpademhalingsspieren.
De symptomen en klachten bij COPD-patiënten zijn een slechte graadmeter voor de ernst van de afwijkingen.

3.11.2 Preventie

Preventieve maatregelen bij:

mASA II

1 Een behandeling in de ochtend heeft de voorkeur, omdat de patiënt dan nog de meeste energie heeft. In de praktijk echter zal de tandarts er de voorkeur aan geven een intensief bacteriënsproeiende patiënt aan het einde van de dag te behandelen.

2 De chronische longpatiënt liefst onder een hoek van 45° behandelen: daarbij is de verhouding tussen de werkhouding voor de tandheelkundige behandeling en de longfunctie optimaal. Platliggen vermindert de vitale capaciteit met 10-15% en belemmert het vermogen om sputum op te geven.
3 De chronische bronchitispatiënt met of zonder bronchiëctasieën vooraf enkele keren goed door laten zuchten voordat men aan de behandeling begint. Dit leidt tot een 'gecontroleerde' sputumproductie, waardoor ongecontroleerde uitbarstingen tijdens de behandeling worden beperkt.
4 Langdurige, stressvolle of pijnlijke behandelingen voorkómen.
5 Een rubberdam wordt door de mASA II-patiënt nog geaccepteerd. Bij een hogere score is dat meestal niet meer het geval.
6 Goed zittende lokale anesthesie met adrenaline lege artis toegediend heeft de voorkeur, ook bij patiënten die neigen tot een overbelasting van de rechterharthelft.
7 Retractiedraden met adrenaline zijn gecontra-indiceerd.
8 Reeds in een vroeg stadium van de ziekte gebruiken de patiënten veel medicatie. Om geïnformeerd te zijn over de bijwerkingen en de interacties is het goed een recent naslagwerk te raadplegen, bijvoorbeeld het *Farmacotherapeutisch Kompas.*
Medicatie:
– mycolytica verdunnen het sputum. Er was een langdurige discussie over de werkzaamheid, maar men is het er nu over eens: neemt men als criteria het aantal exacerbaties, het aantal ziektedagen en het aantal dagen, dan geeft antibioticagebruik, bijvoorbeeld acetylcysteïne, een significante verbetering ten opzichte van een placebo;
– expectorantia bevatten een combinatie van sympathicomimetica, antihistaminica en hoestdempende stoffen zoals codeïne;
– spasmolytica verwijden de bronchusboom waardoor beter kan worden opgehoest. Het is bewezen dat anticholinergica zoals bèta 2-sympathicomimetica effectieve bronchusverwijders zijn bij COPD. Niet altijd gaat een verbetering van de symptomen echter gepaard met een longfunctieverbetering. Salbutamol en terbutaline geven klachten van een droge mond, van verandering van de smaak en eventueel van tandverkleuring;
– ruim 60% van de COPD-patiënten wordt behandeld met inhalatiecorticosteroïden, hoewel de plaats omstreden is. Bij chronisch gebruik van corticosteroïden blijkt het, voor zover nu bekend, voor tandheelkundig handelen niet nodig om de dosering aan te passen. Dit werd vroeger over het algemeen wel geadviseerd. De tandheelkundige handelingen, zoals de controle, de initiële behandeling, *dril-*

ling and filling (met of zonder gebruik van lokale anesthesie) en extracties, vragen te weinig cortisolrespons om ook bij een verminderde eigen bijnierschorsactiviteit klachten te geven.
Chronisch corticosteroïdgebruik leidt tot een grotere frequentie van opportunistische infecties, met name candida-infecties. Aangeraden wordt om na elk inhalatorgebruik met water te spoelen.
Chronisch antibioticagebruik is voor deze patiëntenpopulatie verlaten. Toch is het goed de patiënt naar het gebruik van breedspectrumantibiotica te vragen, want sommige medici houden eraan vast.

9   Extra mondhygiëne wordt aanbevolen, omdat de medicatie leidt tot een droge mond. Dit is onafhankelijk van het feit of de patiënt al dan niet een open-mondademhaling heeft (zie ook 3.10.2).
10 Bijwerkingen van de medicatie tijdens de behandeling zijn: onrust, geïntensiveerde motoriek, tremoren, palpitaties, aritmieën, angina pectoris en duizeligheid. Een nerveuze patiënt zal voor het bezoek aan de tandarts een extra dosering van de medicatie nemen, waardoor bovenstaande bijwerkingen worden geprovoceerd.

mASA III

11 Bij COPD-patiënten is het gunstig om overmatige fysieke inspanning (trappen lopen) te beperken en zo veel mogelijk bescherming te bieden tegen de ongunstige invloeden van het weer en luchtverontreiniging. Geen tandartsbezoek bij storm en regen.
12 De rubberdam wordt bij actieve bronchitis en bronchiëctasieën door de patiënt niet geaccepteerd. Als de patiënt de rubberdam niet kan accepteren, dient men alert te zijn op aspireren bij onverwachte hoestaanvallen.
13 De uitgesproken emfysematicus spreekt in korte zinnen. Bij een geopende mond valt de drukverhoging in de luchtwegen weg en is de patiënt niet in staat voldoende uit te ademen. Tijdens een tandheelkundige behandeling met open mond ontstaat een snel progressieve kortademigheid met toenemend piepen van het expirium. Bij het sluiten van de mond met tuitende lippen verbetert de dyspneu. De patiënt kucht soms, maar dit wordt niet beïnvloed door de houding, zoals bij de *blue bloater*.
14 Inplannen aan het eind van de middag geeft vaak meer rust, hoewel de patiënt dan vaak moe is. Het ontspant de patiënt als er een teken wordt afgesproken waarmee hij subjectieve kortademigheid kan aangeven, zodat de behandeling kan worden onderbroken. Een rubberdam verlengt de tijd waarin behandeld kan worden.
15 Longrevalidatie in de vorm van ademhalingsoefeningen, aangevuld met fysiotherapie, leidt tot een verbetering van de inspanningstolerantie, en

ook tot minder depressies, minder angst en minder dyspneu. De behandelduur wordt erdoor verlengd, evenals door enkele dagen niet roken.
16 De oude regel 'geen zuurstof bij emfyseem' blijft voor de tandarts gehandhaafd, al wordt de *hypoxic drive* tegenwoordig genuanceerder bekeken.
17 Sedativa zijn gecontra-indiceerd, evenals spierverslappers, omdat deze de ademhalingsarbeid beperken. Men geeft in elk geval geen opiaten. Mocht de ademhaling in frequentie of diepte teruglopen, om welke reden dan ook (toch per ongeluk O_2 of sedatie gegeven), dan is beademen het alternatief.

mASA IV

18 Geen electieve tandheelkundige behandeling zonder overleg met de huisarts en de patiënt. Zeker bij de *blue bloater* de anamnese wegen bij cardiale overbelasting (dikke benen 's avonds, een verhoogde druk in de vena jugularis en nycturie). Mogelijk kunnen door aanvullende medicatie de klachten worden verminderd.
19 De emfyseempatiënt met een mASA IV-score heeft een reductie van 75% van zijn longoppervlak. Veel verbetering valt daarbij niet te verwachten.

Vraag 12
**Hebt u ooit een allergische reactie gehad op penicilline, aspirine,
latex, tandheelkundige of medische materialen of iets anders? Zo ja,** II
Bezocht u voor deze reactie een arts of ziekenhuis? III
Was het bij uw tandarts? Zo ja, Waarvoor bent u allergisch? IV

In de tandheelkunde komen twee (van de vier) typen allergische reacties voor. Type I (onmiddellijke reactie) wordt voornamelijk uitgelokt door lokale anesthetica (inclusief conserveermiddel en buffer) en geneesmiddelen en gaat gepaard met algemene symptomen, waaronder de dramatische anafylactische shock. Type IV (late reactie) wordt uitgelokt door metalen (nikkel in het bijzonder) en prothesematerialen, soms door geneesmiddelen, en veroorzaakt vooral lokale veranderingen in en rond de mond. In het geval van een vermoede allergie staan verschillende diagnostische tests ter beschikking. Beide typen komen voor bij de latexallergie.

Veel reacties in de tandheelkunde, zeker op lokale anesthetica, worden gemerkt als allergie. In de praktijk bleek dat bij 25 patiënten die als allergisch te boek stonden er slechts in één casus sprake was van een allergische reactie op het lokale anestheticum zelf. Desalniettemin wordt er wel een toename van allergische reacties in de tandartspraktijk geregistreerd.

Alleen op de type I-allergie wordt in het kader van de anamnese ingegaan, omdat dit gegeneraliseerde uitingen betreft die levensbedreigend kunnen zijn. Bij een type IV-allergie kan worden volstaan met het vermijden van direct contact.

De beste preventie tegen het optreden van allergische reacties in de tandheelkundige praktijk is een goede medische anamnese.

3.12.1 Symptomen

1   De aanleg tot allergisch reageren (atopie) is genetisch vastgelegd en uit de (familie)anamnese af te leiden.
2   De meeste patiënten hebben al een of andere allergische reactie doorgemaakt (soms in de vroege jeugd), zoals een allergische rinitis (hooikoorts), conjunctivitis, astma bronchiale, constitutioneel eczeem (dauwworm), jeukende uitslag, urticaria (netelroos, galbulten) en ernstigere anafylactische reacties. Verschillende combinaties zijn overbekend, zoals een astma-aanval na aspirinegebruik, urticaria als gevolg van penicilline, een voedselallergie met buikklachten als reactie op vissoorten, fruit of eiergerechten. De genoemde klinische beelden zijn wisselend in de familie maar ook chronologisch per patiënt. Dat wil zeggen dat een patiënt die als kind hooikoorts had op latere leeftijd eczeem kan ontwikkelen en omgekeerd.
3   Een anafylactische reactie wordt voorafgegaan door: motorische onrust met wijde pupillen en angst (adrenaline-uitstorting), paresthesieën en jeuk in het gezicht en aan de handen. De patiënt is goed aanspreekbaar. Ook buikklachten kunnen op de voorgrond staan, bijvoorbeeld als buikpijn met misselijkheid en braken. Na enkele seconden tot minuten volgt in een niet-voorspelbare intensiteit de anafylactische reactie. Het begin van een anafylaxie wordt slecht herkend, omdat deze in heel verschil-

Tabel 3.12.1   Gradaties allergische reactie type I

Graad I	Jeuk, urticaria/erytheem
Graad II	Graad I plus oedeem, misselijkheid, braken, licht in het hoofd, pijn op de borst, buikpijn, diarree
Graad III	Graad I/II plus stridor, dysfagie, heesheid, dysartrie, dyspneu
Graad IV	Graad I/II/III plus cyanose, hypotensie, collaps, incontinentie, bewusteloosheid, ernstige hartritmestoornissen

Tabel 3.12.2   Behandeling van de verschillende type I-allergiegradaties

Graad I	Antihistaminica
Graad II	Corticoïden + Antihistaminica
Graad III	EpiPen* (adrenaline) + Antihistaminica + Corticoïden
Graad IV	EpiPen* (adrenaline) + Antihistaminica + Corticoïden

* Of Anapen. Controleer altijd de ampul.

lende combinaties kan starten, bijvoorbeeld met misselijkheid en braken. Denk aan anafylaxie bij een roodgekleurde patiënt met jeuk aan de handen en voeten (tabel 3.12.1, 3.12.2).
4 De anafylactische reactie wordt naar de ernst van het ziektebeeld in vier gradaties ingedeeld:
– *graad I – huidklachten: jeuk, gegeneraliseerde urticaria/erytheem.*
Allergische veranderingen van het type I aan de huid of aan de slijmvliezen zijn altijd symmetrisch;
– *graad II – graad I plus gegeneraliseerd oedeem door vasodilatatie in de diepe dermis en de subcutane weefsels, misselijkheid, braken, licht in het hoofd, niet-uitstralend drukkend gevoel op de borst, buikpijn, diarree.*
Het oedeem (exsudaat) vormt een waterig secreet uit de neus en ogen of een zwelling van losmazig weefsel zoals oedeem van de tong, lippen en oogleden;
– *graad III – graad I/II plus stridor, dysfagie, heesheid, onduidelijke spraak, dyspneu.*
Zwelling van de mucosa in de luchtwegen veroorzaakt obstructie. Op glottisniveau (glottisoedeem) krijgt de patiënt het gevoel dat zijn keel wordt dichtgeknepen. Er ontwikkelt zich een inspiratoire verlenging van de ademhaling met een stridor. De stem van de patiënt wordt hees. De kortademigheid kan meer of minder progressief zijn en een verstikkingsgevoel geven. Ook kan oedeem en constrictie van de bronchioli optreden met kortademigheid (astma bronchiale);
– *graad IV – graad I/II/III plus cyanose, hypotensie, collaps, incontinentie, bewusteloosheid, ernstige hartritmestoornissen.*
Bij de allergische shock zijn de perifere vaten gegeneraliseerd verwijd, en de toegenomen permeabiliteit zorgt voor diffuus oedeem, waardoor de bloeddruk daalt. De ademhaling, aanvankelijk snel en oppervlakkig door bronchusconstrictie, wordt met de toename van de zuurgraad van het bloed steeds dieper en ook frequenter (Kussmaulademhaling). Na enige tijd functioneren de organen op minimumniveau. De patiënt wordt traag met lage reflexen en een verminderde sensibiliteit, ook voor pijnprikkels. Pas dan treedt uitputting en apathie in. Bewustzijnsverlies, convulsies en eventueel de dood kunnen in extreme gevallen binnen 5-10 minuten intreden. Anafylaxie is ernstig maar extreem zeldzaam.

3.12.2 Preventie
Preventie is de effectiefste behandelwijze van een allergie. In een vergelijking tussen tandartsen die het EMRRH-systeem gebruikten en tandartsen die op een andere wijze een medische anamnese afnamen, bleek in de EMRRH-po-

pulatie in één jaar tijd geen allergische reactie in de stoel voor te komen, terwijl dit in de andere groep wel het geval was. Maar ook met het EMRRH-systeem is niet voor 100% een allergische reactie in de dagelijkse praktijk uit te sluiten.[1]

Preventieve maatregelen bij:
mASA II

1   De allergie blijkt uit de gerichte vragen naar reacties op anesthetica, conserveermiddelen, penicilline en bijvoorbeeld jodium. Latex heeft in de afgelopen jaren terecht veel aandacht gekregen. In de tandheelkundige praktijk is latex alom aanwezig. De allergie voor guttapercha wordt niet algemeen aanvaard. Guttapercha wordt gemaakt uit het sap van de Braziliaanse *Palaquium*-boom en is verwant aan natuurlijk latex. Hieruit volgt dat er allergisch kruisreacties met latex mogelijk zijn. De handelsmerken bevatten guttapercha en stoffen zoals zinkoxide, bariumsulfaat en 'weekmakers' in variërende samenstellingen. Het is daarom nooit helemaal zeker of de gepubliceerde casussen betreffende type I-reacties met guttapercha echt deze stof betreffen. Mocht een patiënt latexallergie aangeven, dan kunt u guttapercha vervangen door resilon op basis van een kunsthars (tabel 3.12.3). Kruisallergie met verschillende vruchten en latex komt voor (tabel 3.12.4).
    Theoretisch zou ook de carpuledop van latex tot een allergische reactie bij gesensibiliseerde patiënten kunnen leiden. In de ter beschikking staande literatuur is dit echter niet gevonden.
    De frequentie van latexallergie hangt af van de frequentie van de contacten. In 2003 had gemiddeld 1-1,6% een latexallergie. De prevalentie van latexallergie bedraagt 12% bij werknemers in de gezondheidszorg. Bij patiënten met spina bifida en congenitale urologische afwijkingen ligt de prevalentie tussen de 28 en 67%. Getallen tot 38% worden genoemd voor tandheelkundig personeel, waarbij geen onderscheid wordt gemaakt tussen type I en IV.
2   Neem voorzorgen als u allergisch reagerende patiënten in uw praktijk hebt. De beschikbaarheid van medicatie in de praktijk kan van levensbelang zijn. Leer uw assistente wat ze in acute situaties moet doen.

mASA III

3   Bij allergische patiënten die reeds eenmaal een reactie hebben gehad, zet men adrenaline 1:1000/ml klaar en instrueert men de assistente. Het valt te verwachten dat een volgende aanval sneller zal optreden dan de vorige en heftiger zal zijn.

Tabel 3.12.3 Allergenen in de tandartspraktijk

Lokale anesthesie	• Benzoëzuurderivaten (procaïne, benzocaïne, tetracaïne)
	• Amiden (lidocaïne, mepivacaïne, prilocaïne)
Analgetica	• Ammoniumbasen, tertiaire aminen (fenolderivaten)
	• Chloorhexidine-digluconaat
	• Fenylbutazon (Butazolidine)
	• Fenacetine
	• Aspirine
Chemotherapeutica/ antibiotica	• Penicilline, sulfonamiden
Conserveermiddelen	• Parabenen
Latex	• Bloeddrukmetermanchet, slangsystemen
	• Carpuleplunjers, stoppen van flessen
	• Cofferdam
	• Gootsteenontstopper
	• Guttapercha
	• Handschoenen, vingercondoom
	• Handvatten apparatuur
	• Hechtpleister
	• Elastiek mondmaskers, gummi-elastiek
	• Kaak-orthopedisch
	• Plakband
	• Postzegellijm
	• Rubbervloer, schuimrubber
	• Schoeisel
	• Spanrubbers
	• Stekkers
	• Stretchartikelen
	• Tandbeschermer
	• Vlakgom
	• Zelfklevende enveloppen

Tabel 3.12.4 Kruisreacties zijn mogelijk tussen latex en onderstaande vruchten

Abrikoos	Kastanje	Papaja
Amandel	Kers	Passievrucht
Appel	Kiwi	Perzik
Avocado	Meloen	Pinda
Banaan	Mosterdzaad	Tomaat
Boekweit	Nectarine	Vijg

4 Bij onzekerheid ten aanzien van allergisch reageren kan preventief Clemastine (Tavegil), 2 tabletten à 2 mg/per os, worden gegeven (in België niet voorhanden). Als de patiënt allergisch zou reageren op het toegepaste middel, is met Clemastine deze reactie vertraagd en minder heftig, maar dit middel blokkeert het allergisch reageren niet.

5 Bij de behandeling van allergische patiënten worden drie typen preparaten ingezet:
   - stabiliseren van mestcellen. Als men het vrijkomen van vasoactieve stoffen uit de mestcel kan stabiliseren, kan men in principe de allergische klachten voorkomen. Cromonen zoals cromoglycinezuur en nedodromil voorkomen degranulatie van mestcellen. Men kan het grootste effect verwachten wanneer men de 'aanval' voor is. Deze producten hebben weinig bijwerkingen. De enige bijwerking die van belang is voor de tandarts is braken met kans op tanderosie;
   - blokkeren van receptoren door antihistaminica. Zij oefenen hun werking uit door in te grijpen op de laatste 'schakel' in het proces: het blokkeren van de receptoren. Alle antihistaminica blokkeren in meer of mindere mate de effecten van histamine op de H_1-receptor.
   Ook van deze middelen zijn de bijwerkingen beperkt, al klagen de meeste patiënten wel over slaperigheid. Voor de tandheelkunde is echter het droog worden van de slijmvliezen van de mond en keelholte van belang;
   - corticoïden werken zowel ontstekingsremmend als antiallergisch. Zij verhogen onder andere de gevoeligheid voor β_2-receptoren en stabiliseren de celmembraan. De werking van corticosteroïden is der-

Tabel 3.12.5 Bijwerkingen corticosteroïden

1	Bloeddrukverhoging door water en zoutretentie
2	Stimulatie diabetes mellitus
3	Eiwitkatabolisme, met spieratrofie en centripetale vetzucht
4	Verhoogde Ca/PO_4-uitscheiding en remming osteoblasten (osteoporose)
5	Vertraagde wondgenezing en insufficiënte littekenvorming (striae)
6	Verminderde afweer
7	Symptoomloze ontstekingen (weinig pusvorming)
8	Verhoogde kans op ulcera van maag en duodenum
9	Anti-immunogeen
10	Stimulatie trombocytose, erytrocytose
11	Toename vaatpermeabiliteit (ecchymose, venectasieën)
12	Psychogeen (euforie, 'rozebrileffect', verslaving, psychosen, veranderingen van pre-existente persoonlijkheid)
13	Hormonaal effect (androgeen met hirsutisme en remt ACTH-synthese – gevolg: 'luie' bijnier)

tienvoudig. Als men één werking, of zoals bij de allergie twee werkingen, wil gebruiken, krijgt men de overige werkingen als bijwerkingen toegevoegd (tabel 3.12.5).

6   Zodra bij het toedienen van een allergeen onrust, paresthesieën of angst bij de patiënt optreden, staakt men de behandeling onmiddellijk.
    – bij het vermoeden van een type I-immunologische reactie laat u de patiënt niet meer alleen;
    – bij graad I: antihistaminica;
    – raad II: antihistaminica, eventueel corticosteroïden;
    – raad III en IV: dien direct 1 ml 1:1000 adrenaline i.m. toe, het snelst met de automatische veerspuit (EpiPen, gewoon en junior, óf Anapen). De kinderdosering is 0,01 ml/kg tot een maximum van 0,3 ml. Deze injectie wordt direct gevolgd door dexamethason-natriumfosfaat (Oradexon) 5 mg/ml i.m. Kinderen krijgen de halve dosering. Controleer ook in deze noodsituatie altijd de ampul waarmee de assistente de injectiespuit heeft gevuld;
    – herhaal is bij het begin niet voorspelbaar na 5-10 minuten bij het uitblijven van verbetering de adrenaline toediening;
    – bij bronchusobstructie kan Ventolin worden toegevoegd;
    – de luchtweg vrijhouden, zo nodig door laryngopunctie met de trocart van Denker (afbeelding 3.12.1);
    – bij een bloeddrukdaling de patiënt plat neerleggen, met de benen hoog en gebogen bij de heupen;
    – zuurstof per neussonde (4,0 l/min) of via de opening van de laryngopunctie;
    – snel vervoer naar een medisch centrum door uw assistente laten regelen.

Afbeelding 3.12.1   De trocart van Denker als hulpmiddel voor coniotomie bij een hoge levensbedreigende obstructie van de luchtwegen. Na het inbrengen kan de resterende canule met veters om de hals worden bevestigd

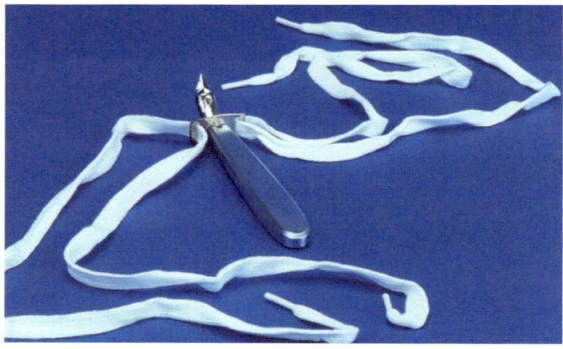

mASA IV

7 Geen behandeling zonder diagnostiek. Bij verdenking anamnestisch op allergie voor tandheelkundige materialen of na complicaties tijdens tandheelkundig handelen die kunnen berusten op allergie, dient de tandarts of mondhygiënist de patiënt naar zijn huisarts of medisch centrum te verwijzen voor aanvullend onderzoek.
Stimuleer patiënten die ooit een anafylactische reactie hebben gehad tot het dragen van een medicard of ander identificatiemiddel.

Vraag 13

Hebt u suikerziekte? Zo ja,	II
Gebruikt u insuline?	II
Bent u vaak 'ontregeld' (hypo-/hyperglykemie)?	III

De diagnose diabetes mellitus is niet moeilijk te stellen (tabel 3.13.1).[1] De problemen komen bij het bepalen van het type en daarmee van de behandeling.

Sinds 1997 bestaat er een nieuwe indeling voor suikerziekte, die niet meer berust op de leeftijd (jong versus oud) maar afhangt van de oorzaak.

- *Diabetes mellitus type I* omvat alle vormen waarbij de bètacellen in de eilandjes van Langerhans van de pancreas te gronde zijn gegaan en er een absoluut insulinetekort bestaat. Dit kan bijvoorbeeld op basis van auto-immuniteit. Zo bestaat er de *latent auto-immune diabetes of adults* (LADA).
- *Diabetes mellitus type II* wordt gevormd door een heterogene groep afwijkingen, die alleen de verhoogde bloedsuiker gemeen hebben. Deze groep omvat patiënten met een insulineresistentie tot patiënten met primaire veranderingen in het secretiepatroon van insuline (tabel 3.13.2). Een jonge patiënt met type II-diabetes heet nu in het jargon *maturity onset diabetes of the young* (MODY). In Nederland heeft circa 2% van alle inwoners diabetes mellitus, waarvan 90% type II. Omdat de bloedsuikerwaarden waarop de diagnose diabetes mellitus wordt gesteld in de laatste ja-

Tabel 3.13.1 Diagnose diabetes mellitus

		Capillair bloed	Veneus bloed
Diagnose diabetes mellitus	nuchter bls	> 6,0	> 6,9
	niet nuchter	> 11,0	> 11,0
Normaal	nuchter bls	< 5,6	< 6,0
	niet nuchter	< 7,8	< 7,8
	HbA1c, in %*	< 7	

* HbA1c is de hoeveelheid glucose aan hemoglobine in erytrocyten gebonden en is een maat voor de hoogte van de bloedsuiker in de afgelopen zes weken

Tabel 3.13.2 Classificatie van diabetes mellitus naar oorzaak*

Type diabetes mellitus	Oorzaken
Type I	a. Immuniteitsveranderingen
	b. Idiopathisch
Type II	
Overige vormen	Genetische veranderingen

* Richtlijn American Diabetes Association/WHO

ren verlaagd zijn en de screening zorgvuldiger plaatsvindt, neemt het aantal mensen met diabetes mellitus schijnbaar toe.

- De *impaired glucose tolerance* is de derde mogelijkheid. Daarbij is de bloedsuiker normaal bij patiënten die wel tot diabetes neigen. In perioden van lichamelijke en/of psychische stress zijn de bloedsuikers verhoogd ten gevolge van een toenemende ongevoeligheid voor insuline (insulinetolerantie). Dit kan zijn bij een infectie (parodontitis), een trauma (ongecompliceerde extractie) of angst voor de tandarts. Zelfs overmatig koolhydraatgebruik kan de bloedsuiker tijdelijk doen stijgen. Een vermoeden kan rijzen bij familieleden van diabetespatiënten, die plotseling verschillende bacteriële infecties van de huid of mucosa doormaken of een patiënt die vrij plotseling wordt geconfronteerd met een progressieve parodontitis bij een ongewijzigde mondhygiëne.

De behandeling bestaat bij type I uit insulinetoediening (meerdere malen per dag een gecombineerde injectie van kortwerkende en langwerkende insuline, aangevuld met het tussentijdse gebruik van kortwerkende insuline met behulp van een insulinepen). De toediening via inhalatie is teleurstellend gebleken. De toediening met een insulinepomp is beperkt tot de zeer moeilijk in te stellen doelgroep en is belastend voor de patiënt.

Diabetespatiënten van het type II worden behandeld met orale antidiabetica, bij een onvoldoende resultaat eventueel aangevuld met insuline.

Patiënten met een bloedsuikerwaarde die ligt tussen de 3,5 en 9,0 mmol/l kunnen tandheelkundig als gezond worden beschouwd, afgezien van al opgetreden complicaties van vasculaire of neurologische aard.

3.13.1 Symptomen

De symptomen komen voort uit de bloedsuikerverhoging en uit acute en chronische complicaties, veroorzaakt door de gestoorde bloedsuikers en de secundaire hyperlipidemie.

Klinische diagnostiek:
1 Type I wordt vermoed bij vermagering bij een goede eetlust, met polydipsie en polyurie, vermoeidheid en spierslapte.

2   Bij het type II zijn het meestal de complicaties die aan de diagnose doen denken of het betreft een toevalsbevinding. De patiënten met insulineresistentie zijn daarbij ook adipeus.
3   Bij de subklinische vorm, de *impaired glucose tolerance*, heeft de patiënt verhoogde bloedsuikers tijdens infecties, na traumata en andere situaties die de algemene conditie verminderen. Bij onbegrepen ontstekingen in de mond of bij een onbegrepen periodiek verdikte tong is het goed aan deze mogelijkheid te denken.

Complicaties:
De complicaties komen voort uit de ontregeling, te weten een hyper- respectievelijk hypoglykemie en door het onbekend zijn van een 'dreigende diabetes' (*impaired glucose tolerance*).

Bij de *brittle*-diabetes treden in een kort tijdsbestek van enkele uren fluctuaties op tussen hyperglykemie en hypoglykemie.

De extremen worden gevormd door het hyperglykemisch coma met twee varianten: ten eerste de uitdroging (meestal diabetes type II) en ten tweede de vorm met verzuring van de circulatie door ketonlichamen (ketoacidose bij diabetes type I) (tabel 3.13.3).

Het hyperglykemisch coma valt in de tandheelkundige praktijk niet te verwachten. De patiënten voelen zich al dagen ziek en zullen in een pre-coma een afspraak bij de tandarts afzeggen. Veel vaker wordt men geconfronteerd met langdurig matig verhoogde bloedsuikers. Vooral bij ouderen zijn sommige medici geneigd om eerder hoge waarden toe te staan dan te streven naar een goede instelling.

Uit eigen ervaring is bekend dat als men een ouder iemand vraagt of diens suiker goed is ingesteld, men vrijwel altijd een bevestigend antwoord krijgt. Wees niet verbaasd als het laboratorium daarbij waarden toont tussen 12 en 18 mmol/l en een HbA1c van boven de 11%.

Het hypoglykemisch coma komt steeds vaker voor, ook in de tandheelkundige praktijk. De oorzaak is het instellen van zo laag mogelijke bloedsuikerwaarden door de diabetespatiënt (tabel 3.13.4). Deze lage in-

Tabel 3.13.3   Klachten en symptomen van diabetische ketoacidose

Klachten	Symptomen
polyurie	dehydratie
polydipsie	hypotensie
gewichtsverlies	tachycardie
misselijkheid en braken	acetonfoetor
buikpijn	Kussmaul-ademhaling
wazig zien	verwardheid, duizeligheid, coma

Tabel 3.13.4 Klachten en symptomen hypoglykemie

Klachten	Symptomen
agitatie	tremoren
duizeligheid	transpireren
hoofdpijn	tachycardie
dysartrie	verwardheid
honger	coma

stelling voorkomt complicaties op de lange termijn. Bij een iets grotere inspanning (haasten voor de afspraak) of iets minder eten ('ik heb mijn tanden al gepoetst en eet dus maar niet meer voor ik naar de tandarts ga') komt de patiënt snel tot bloedsuikerwaarden met hypoglykemische symptomen.

Het hypoglykemisch coma heeft een mortaliteit van 1-2%, lager dan de 6% ten gevolge van een hyperglykemisch-ketoacidotisch coma.

1 De hyperglykemische status

Ondanks het feit dat in Nederland als norm voor een goede instelling een bloedsuikerwaarde van 7,8 mmol/l (capillair bloed) twee uur na de maaltijd wordt aangehouden, gaat men bij de vraag naar weefselschade nog uit van een bloedsuikerverhoging van $\geq 10,0$ mmol/l. De weefselschade betreft kleine vaten (microangiopathie), grote arteriën (macroangiopathie of atherosclerose) en zenuwweefsel (neuropathie). Daarnaast is boven deze waarde de afweer tegen infecties verminderd.

- Macroangiopathie is niets anders dan het versneld en versterkt optreden van atherosclerose, mede berustend op de verstoorde vetstofwisseling die samengaat met de hyperglykemie. Deze complicatie treedt vooral op in de aorta en in de eerste vertakkingen, bijvoorbeeld in de coronairvaten.
- Microvasculaire afwijkingen vindt men onder andere in de gingiva en de alveolaire mucosa, maar ook in de retina (retinopathie met blindheid) en in de nieren (nefropathie met functieverlies). Microangiopathische pulpanecrose komt voor.
- Neurologische afwijkingen in de vorm van een neuropathie doen zich voornamelijk voor aan de benen, maar ook de handen en onderarmen kunnen erbij betrokken zijn. Een veranderd gevoel, pijn of juist gevoelloosheid treedt op. Door de sensibele afwijkingen worden (traumatische) laesies niet door de patiënt bemerkt. Deze neuropathie kan in de mond leiden tot een toename van de percussiegevoeligheid, tot pijnklachten in de kaak zonder tandheelkundige reden en tot pulpitisklachten zonder cariës. De tong kan bij een langdurig slechte instelling dor, droog en brandend aanvoelen.

Afwijkingen aan het autonome zenuwstelsel zijn minder frequent, maar kunnen ernstig invalideren, bijvoorbeeld bij het uitvallen van de regeling van de bloeddruk in de staande houding.

Verhoogde infectiekans: patiënten met een actuele bloedsuikerconcentratie van ≥ 10 mmol/l hebben een verhoogde kans op infecties van de huid en de mucosa, ook oraal (tabel 3.13.5). De verhoogde gevoeligheid voor infecties ontstaat als gevolg van een verminderde en vertraagde leucocytenfunctie.

Fysiologisch wordt bij acute infecties de eerste linie gevormd door granulocyten die snel gemobiliseerd worden naar het gebied van de bacteriële invasie om hun fagocyterende functie te kunnen uitoefenen. Bij normale bloedsuikers en dus ook bij goed ingestelde diabetici blijkt dit verdedigingsmechanisme normaal te functioneren. Bij een bloedsuikerwaarde die hoger ligt dan 10 mmol/l, worden de reactie op chemotaxis en de fagocyterende functie geremd. Deze vertraging in het op gang komen van de afweer tegen micro-organismen biedt extra tijd en daarmee de gelegenheid tot hechting en vermenigvuldiging.

In de tandheelkunde wordt dit principe nog versterkt door stoornissen in de microcirculatie van de gingiva en de alveolaire mucosa, door de verandering van de orale microflora en door een abnormaal collageenmetabolisme. De gevolgen – marginale parodontitis, gekenmerkt door de vorming van sulci, eventueel parodontoclasie en tandverlies met ulceraties – zijn afhankelijk van de ernst en de duur van de ontregeling. Het loslaten van de parodontale

Tabel 3.13.5 Geconstateerde orale effecten bij een ontregelde diabetes mellitus*

- Hyposialie tot xerostomie
- Pijnloze parotiszwelling
- Toename glucose in het sereuze speeksel
- Veranderde smaak
- Progressieve parodontitis
- Toename cariësfrequentie
- Schimmelinfecties (candidiasis)
- Mucormycose
- Angulaire cheilitis
- Lichen planus
- Leukoplakie
- Rhomboïdglossitis
- Hyperemie/vergroting van fungiforme papillae
- Macroglossie ten gevolge van glycogeenstapeling met laterale tandimpressies
- *Burning-mouth*-syndroom
- Neuropathie (pulpitis zonder cariës)

* Hiermee wordt niet pathognomonisch bedoeld

membraan laat in versnelde mate pocketvorming met abcedering optreden. In hoeverre verhoogde collagenasespiegels in de creviculaire vloeistof een rol spelen, is niet met zekerheid vastgesteld.[2]

Tevens manifesteert zich een hoge incidentie van de *Streptococcus sanguis* in de pockets van slecht ingestelde suikerpatiënten. In hoeverre deze de abcedering bevordert, is niet duidelijk. Een uitbreiding van dentogene abcessen in de diepe halsloges of richting de orbita is berucht bij diabetes mellitus.[3]

Ook blijkt dat lymfocyten van diabetespatiënten minder sterk op de toediening van stafylokokkenantigeen reageren dan normale lymfocytenpopulaties.

Bij de virulente marginale gingivitis bij kinderen speelt mogelijk een gebrekkige vitamine C-opname een rol.

Sommige micro-organismen floreren beter onder invloed van hoge glucosewaarden in de voedingsbodem. Zo maakt de candida, door hoge glucosespiegels geïnduceerd, eiwitten die de adhesie aan slijmvliezen bevorderen. Door deze adhesie wordt de fagocytose door leukocyten belemmerd en krijgt de candida kans om sterker uit te groeien.

Bij parodontitis zijn de cytokinen zoals interleukine-1-bèta (IL-1-bèta) en de tumornecrosefactor-alfa (TNF-alfa) verhoogd. Deze cytokinen zouden insulineresistentie bevorderen. In de tandheelkundige literatuur vindt men de opmerking dat een parodontitis diabetes zou veroorzaken. De vraag is echter of er basaal geen sprake is van een *impaired glucose intolerance*. De pocketdiepte is gemiddeld bij patiënten met een *impaired glucose intolerance*, maar wel dieper dan bij een 'gezonde' controlegroep.

Parodontale afwijkingen treden bij 75% van langer bestaande diabetes type II op. De prognose van een endodontische behandeling bij paropatiënten met diabetes zou opvallend ongunstiger zijn dan bij de niet-diabetespatiënt.[4]

De overige orale manifestaties bij onvoldoende behandelde patiënten zijn een droge mond bij een verminderde speekselvloed met een hoog glucose- en diastasegehalte. Bovendien is de buffercapaciteit van het speeksel afgenomen en zijn de viscositeit en calciumconcentratie toegenomen. Opvallend is dat in speeksel en in de creviculaire vloeistof de glucoseconcentratie in vergelijking tot de plasmawaarden langzamer stijgt, maar wel langer verhoogd blijft. Dit kan deels een toename van de plaque-index verklaren.

Vooral bij onbehandelde diabetes type I is de cariës-'rush' bekend.

De prevalentie van leukoplakie bij diabetespatiënten is 6,2%, tegenover 2,2% bij gezonde controles. Voor orale lichen geldt 1,0% in een groep diabetespatiënten en 0% in een controlepopulatie. Leukoplakie en lichen worden vaker waargenomen bij de insulineafhankelijke diabetespatiënt. Significante verschillen worden lang niet door iedere onderzoeker gemeld. Het probleem ligt waarschijnlijk in de hoogte van de bloedsuikerwaarden van de diabetesproefpersonen, en daarover wordt in veel artikelen onvoldoende informatie verstrekt.

De vertraagde wondgenezing door een abnormaal collageenmetabolisme in combinatie met de verhoogde infectiekans veroorzaakt niet zelden orale complicaties. Orale afwijkingen zijn afhankelijk van de ernst en de duur van de ontregeling.

2 Hypoglykemie

De hersenen verbruiken ongeveer 20% van de metabole consumptie van het lichaam, met als exclusieve brandstof glucose. Daardoor heeft glucosegebrek een grote impact op de hersenfuncties. Met vrij grote zekerheid hebben herhaalde hypoglykemieën een vertraging van de mentale ontwikkeling bij kinderen tot gevolg en zou een verminderd IQ het gevolg kunnen zijn.

In toenemende mate wordt bewijs geleverd dat recidiverende hypoglykemische reacties tot progressieve schade aan het cognitief functioneren leiden. De patiënten met een voorgeschiedenis van frequente hypoglykemieën hadden allen corticale atrofie, en die zonder hypoglykemieën niet.

Bovendien is aangetoond dat de afname van cognitief functioneren deels omkeerbaar is, mits hypoglykemieën gedurende enige tijd kunnen worden vermeden. Het is vooralsnog niet duidelijk hoe deze bevindingen zich verhouden tot de aangetoonde structurele hersenafwijkingen.[5, 6]

Hypoglykemieën komen voor bij diabetespatiënten die menen voor een behandeling bij de tandarts of mondhygiënist nuchter te moeten zijn of die door de nervositeit te weinig eten. Bij oudere diabetespatiënten en bij patiënten die langwerkende insuline of orale antidiabetica gebruiken, verloopt het beeld van de hypoglykemie sluipend. Hierdoor wordt de herkenning moeilijk. Ook bij patiënten die heel frequent hypo's hebben, worden de symptomen minder.[7] Alcoholgebruik vóór het bezoek aan de tandarts kan met bloedsuikerverlagende middelen interfereren.

De prodromen bij een hypoglykemie zijn individueel bepaald (iedere patiënt heeft een 'eigen' hypo).

Buikklachten met misselijkheid zonder braken kunnen optreden, evenals geeuwhonger, beverigheid, gedesoriënteerdheid, agressiviteit, verward en negativistisch gedrag, motorische onrust en een dronkenmansgang. De patiënt wordt bleek en gaat transpireren. Uiteindelijk raakt de patiënt, eventueel via een fase van epileptiforme manifestaties, in coma. Aangezien hypoglykemie, vooral bij de insulineafhankelijke diabetespatiënt, zich snel kan manifesteren, is het onjuist het urinesuikergehalte als maat te beschouwen. De urine kan namelijk nog glucose bevatten, terwijl het bloed toch een te geringe suikerconcentratie heeft!

3.13.2 Preventie

Over de instelling van de bloedglucose van vooral type II diabeten moet men zich niet te veel voorstellen. Een onderzoek van een *dental school* toonde aan dat van de 100 diabetespatiënten die zich aanmeldden er 28 hyperglykemisch waren en 2 hypoglykemisch.

Preventieve maatregelen bij:

mASA II

1 Veel diabetespatiënten zijn in staat tot zelfcontrole en regelen zelf adequate aanpassingen. Bij de behandeling wordt gestreefd naar bloedsuikerwaarden tussen 3,5 en 9 mmol/l. In deze situatie kan de tandarts zijn ongecompliceerde diabetespatiënt als gezond beschouwen. De mondhygiëne en de reactie op therapie, bijvoorbeeld niet-chirurgische parodontale therapie, verlopen bij de goed ingestelde diabetespatiënten dus net als bij niet-diabetespatiënten.
2 Een gunstig tijdstip voor de behandeling is 2-3 uur na het ontbijt. Men dient te voorkomen dat de behandeling het maaltijdritme verstoort.
3 In de Verenigde Staten wordt sinds de jaren tachtig van de vorige eeuw het bepalen van een capillaire bloedsuiker bij labiele diabetespatiënten voorafgaand aan de tandheelkundige behandeling gepropageerd. Ook in Nederland zou dit onverwachte accidenten kunnen voorkómen. De meeste patiënten kunnen dit onderzoek zelf uitvoeren.
4 Men dient spanningen te vermijden door korte wachttijden en door het voorkómen van de 'uitstraling' van bedreigend instrumentarium.
5 De behandelingen mogen niet te lang duren (bij voorkeur maximaal 60 minuten).
6 Pols- en bloeddrukcontrole zijn op hun plaats, gezien de kans op vasculaire complicaties.
7 Goed werkende lokale anesthesie met adrenaline 1:200.000 lege artis toegediend, wordt aanbevolen. Een stijging van de stresshormonen (adrenaline, corticosteroïden) tijdens belasting en pijn verhoogt de bloedsuikerspiegel. Aspireren is noodzakelijk. Geen adrenalineretractiedraden gebruiken.
8 Extra controle op de mondhygiëne en frequente professionele reiniging voorkomen ontstekingen bij de niet-optimaal ingestelde diabetespatiënt en bij *brittle*-diabetes.
9 Fluorideapplicatie bij een geringe speekselproductie is op haar plaats.
10 Zeker in fasen van ontregeling grote wondoppervlakken vermijden, in verband met de verhoogde infectiekans bij een vertraagde wondgene-

zing. Vaatafwijkingen belemmeren daarbij de aanvoer van ontstekingswerende producten en zuurstof.

11 Omgekeerd doen infecties of ingrepen, ook in de mond, de tolerantie voor insuline toenemen, waardoor de bloedsuiker stijgt. De tandarts moet bij niet-verklaarbare cariës en parodontale afwijkingen verdacht zijn op een ontregelingsfase. Infecties worden niet alleen onderhouden, maar accelereren ook, hetgeen de bloedsuikerspiegel opdrijft. Elke infectie maakt het instellen van diabetes moeilijk of onmogelijk en dient op korte termijn te worden behandeld. Een normalisering van deze situatie is alleen mogelijk, indien tegelijk de infectie wordt bestreden en de bloedsuikerwaarde binnen de normale grenzen wordt gestabiliseerd.

De basis voor de tandarts is de beïnvloeding van de negatieve spiraal. Het doorbreken van deze vicieuze cirkel kan alleen indien de patiënt, de tandarts en de behandelend arts samenwerken.

12 Bij gebitsreconstructie dient men een plaatprothese te vermijden, aangezien deze snel de mucosa irriteert en tot ulceraties aanleiding geeft. Candida-infecties hebben een hoge prevalentie. Fluconazol als antischimmelbehandeling heeft als voordeel dat het de adhesie van candida aan het buccale epitheel ook nog acht weken na het staken belemmert.

13 Er is geen antibioticumprofylaxe gewenst bij bloedige tandheelkundige ingrepen, wel een frequentere controle dan gebruikelijk. Antibioticumprofylaxe alleen in het kader van paragraaf 3.3.1 (klepgebreken, enzovoort).

14 Bij het voorschrijven van geneesmiddelen dient rekening te worden gehouden met interacties tussen het toegediende geneesmiddel en orale antidiabetica. Salicylaten kunnen de werking van tolbutamide en glibenclamide kortdurend versterken, doordat deze de eiwitbinding van antidiabetica verdringen. Hierdoor kan hypoglykemie worden geïnduceerd. Zeer hoge dosis salicylaten kunnen ook de insulinespiegel verhogen. Fenylbutazon, dat nog maar zelden wordt voorgeschreven, verhoogt de bloedspiegel van orale middelen, doordat het als enige NSAID een remmende werking heeft op het cytochroom CYP2C9, dat veel antidiabetica afbreekt. Paracetamol, indien noodzakelijk in combinatie met codeïne, heeft de voorkeur.

15 Zo nodig kan bij de nerveuze en gemakkelijk ontregelde diabetespatiënt één uur voor de behandeling 2 mg diazepam (Valium®) worden verstrekt, maar de patiënt mag dan niet met eigen vervoer naar huis.

16 Bij een (dreigende) hypoglykemie elke behandeling staken. De patiënt bij een intacte pols en ademhaling in een stabiele zijligging brengen.
 – in de fase van de prodromen met een intacte slikreflex worden suikerhoudende producten (thee, koffie of limonade met enkele

scheppen kristalsuiker) en koolhydraten (brood en koek) gegeven. Suiker wordt direct opgenomen en de nog in de darm af te breken koolhydraten zorgen voor een continue glucoseverhoging. Na 10-15 minuten bemerkt men de werking. De in de handel gebrachte 'instantglucose' voor applicatie in de mond is onwerkzaam;
- stuit eten op grote weerstand van de patiënt, of is de slikreflex verdwenen, dan wordt 1 mg glucagon intramusculair toegediend (eventueel eenmaal herhalen). Meestal wordt de patiënt in aansluiting op de injectie aanspreekbaar. In verband met de korte werkingsduur van het parenteraal toegediende glucagon is het noodzakelijk de patiënt bij herkregen bewustzijn direct koolhydraten te geven (boterhammen en thee met suiker). Glucagon is de antagonist van insuline en werkt direct, maar kort;
- indien men koolhydraten of glucagon op verkeerde indicatie toedient, berokkent men de patiënt geen schade, terwijl een persisterende hypoglykemie wel hersenschade teweegbrengt;
- blijft de patiënt comateus of onwel, dan dient ambulancevervoer naar een medisch centrum te worden geregeld;
- bij een goed aanspreekbare patiënt kan in overleg de tandheelkundige behandeling worden hervat. De patiënt dient bij de behandelend arts een vervroegde controleafspraak te maken.

Vraag 14
Hebt u een schildklierziekte? Zo ja, II
Is dit een vertraagde functie? III
Is dit een versterkte functie? IV

Het schildklierhormoon is een stresshormoon. De bloedspiegel hiervan neemt dientengevolge toe bij alle vormen van belasting. Zowel bij een tekort als bij een teveel aan dit hormoon ontstaan complicaties. De cardiale belasting vormt een van de verhoogde risico's, zowel bij de hypofunctie als bij de hyperfunctie. Het tracheavernauwend struma leidt onafhankelijk van de functie ook tot cardiale overbelasting.

De oorzaak van de schildklierziekte op zich is voor preventie in de tandheelkunde niet van belang. De therapie kan echter wel problemen geven. Meer dan 95% van de gevallen van hyperthyreoïdie wordt veroorzaakt door diffuse schildklierhyperplasie (de ziekte van Graves, ook wel de ziekte van Basedow genoemd), multinodulair toxisch struma (de ziekte van Plummer) en het toxisch adenoom.

De jaarlijkse incidentie is ongeveer 3 per 10.000 inwoners van Nederland.

3.14.1 Symptomen

1 De vorm en de grootte van de schildklier zeggen niets over de functie ervan. Afwijkingen van de schildklierfunctie kunnen op klinische gronden worden vermoed, maar dienen door laboratoriumonderzoek te worden bevestigd.
2 Diffuse vergroting of struma met een normale functie. De symptomen zijn afhankelijk van de grootte en van de uitgeoefende druk op de aangrenzende anatomische structuren.
    – bij druk of zelfs vernauwing en verplaatsing van de luchtweg (tracheaverplaatsing en/of -compressie) veroorzaakt deze obstructie een verlengde en piepende inademing (inspiratoire stridor), die toeneemt bij overstrekken van de hals en bij ademen met open mond in rugligging. De patiënt voelt zich kortademig. De vergroting van de negatieve thoraxdruk die hierbij optreedt, zorgt voor een toename van de veneuze terugstroom naar het hart. Indien dit langere tijd optreedt, leidt dit grote aanbod van circulatie aan het hart tot overbelasting (decompensatio cordis);
    – door unilaterale druk op de nervi recurrentes kan heesheid optreden;
    – bilaterale druk op deze zenuwen veroorzaakt ernstige kortademigheid;
    – slikbezwaren ten gevolge van druk op de oesofagus;
    – lokale stuwing van vaten kan voorkomen, maar is zeldzaam;
    – bij afwijkende schildklierlokalisaties ergens tussen de tongbasis en het diafragma moet men zich realiseren dat dit het enige functionerende schildklierweefsel van de patiënt kan zijn. Voordat aan chirurgische verwijdering wordt gedacht, dient eerst het totaal aan functionerend schildklierweefsel in kaart te worden gebracht (radio-isotopenonderzoek). Juist wanneer het tongstruma het enige schildklierweefsel is, zal het prolifereren en klachten geven (struma linguae basalis);
    – bij uitzondering kan schildklierweefsel ook intrathoracaal in het mediastinum superius liggen;
    – bij overstrekken van de hals, bij de liggende patiënt in de tandartsstoel, kan een dergelijk intrathoracaal gelegen struma bekneld raken in de bovenste thoraxapertuur (pijn). Dit laatste kan, bij het optreden van een interne bloeding, aanleiding geven tot extreme acute kortademigheid;
    – bij een solitaire nodus in de schildklier met oorpijn of pijn aan één kaakhelft kan men denken aan een carcinoom. Om te kunnen differentiëren tussen een cyste en een carcinoom is echografie van betekenis.
3 Verminderde schildklierfunctie of hypothyreoïdie (tabel 3.14.1 en 3.14.2).
    – gewichtsstijging bij geringe calorie-inname;
    – kouwelijkheid, hypothermie;
    – traagheid van psychische en lichamelijke activiteit, zich uitend in initiatieverlies, traag denken, apathie, geheugenverlies, eventueel decompenserend in psychosen en een depressief beeld;

Tabel 3.14.1 Symptomen van hypo- en hyperthyreoïdie

Hypothyreoïdie	Hyperthyreoïdie
koude-intolerantie	warmte-intolerantie
verminderd transpireren	versterkt transpireren
droge, koude huid	warme, klamme huid
haaruitval, droog haar	geen haarproblemen, fijn haar
verminderde eetlust	hongergevoel constant
gewichtsstijging	gewichtsdaling
bradycardie, lage output	tachycardie, boezemfibrilleren, hoge output
angina pectoris, decompensatio	angina pectoris, decompensatio cordis
kraaienstem	normale stem
traag	fijnslagige tremoren
obstipatie	diarree
apathie, traag denken	nerveus, geïrriteerd
depressie	psychosen
cretinisme bij kinderen	oogsymptomen bij de ziekte van Basedow
hyperlipidemie	functioneel hartgeruis
lage reflexen	hoge reflexen

Tabel 3.14.2 Orale manifestatie bij schildklierziekten

Hypothyreoïdie	Hyperthyreoïdie
speekselkliervergroting	toename cariësfrequentie
macroglossie	parodontitis
glossitis	extraglandulair schildklierweefsel
vertraagde eruptie	versnelde eruptie
vertraagde afbraak lokaal anesthesie	osteoporose
smaakstoornissen	*burning mouth*

- daarnaast functioneren alle organen op een vertraagd niveau, zich uitend in obstipatie, een trage hartactie (bradycardie), lage reflexen en libidovermindering;
- de huid is dik en pasteus, met wallen rond de ogen (afbeelding 3.14.1);
- haaruitval, ook van de laterale wenkbrauw, is vaak opvallend;
- de ontwikkeling van een stem als die van een kraai;
- de symptomen bij het oudere individu worden gekenmerkt door een zeer sluipend optreden, waardoor deze vaak als vroegtijdige veroudering door de omgeving worden geïnterpreteerd en door de oudere zelf worden geaccepteerd. Dit leidt soms tot een ernstige onderschatting van de situatie. Niet zelden worden bejaarden met een dreigend coma en onderkoeling opgenomen als gevolg van een hypothyreoïdie, geluxeerd door een infectie.

MEDISCHE ANAMNESE, RISICOBEPALING EN PREVENTIE 103

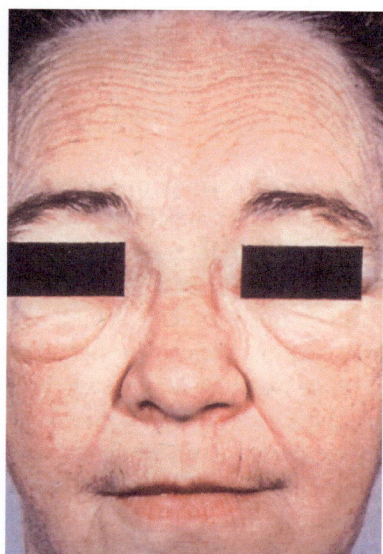

Afbeelding 3.14.1   Patiënt met een hypothyreoïdie. Opvallend zijn het oedeem rond de ogen en de dikke pasteuze huid

Bij aangeboren hypothyroïdie doen de symptomen zich eerst na dagen voor, omdat het kind eerst nog voorzien is van maternaal schildklierhormoon. Er ontwikkelt zich het beeld van de cretin:
- gedrongen lichaamshouding, een lordose en een hangbuik;
- groot hoofd met abnormale haargrens, smalle oogspleet, platte neus, dikke tong en dikke lippen met een droge, dikke pasteuze huid;
- naast groeiremming treedt ook cerebrale retardatie op;
- malocclusie doordat de grote tong de elementen uit elkaar dringt;
- abnormale tandvormen;
- het vroegtijdig optreden van cariës heeft multipele oorzaken, waarbij de vaak pathologische snoeplust, de vroegtijdige parodontale afbraak en gingivahyperplasie meespelen. Vooral deze vroege vormen werden vaak het eerst herkend door de tandarts en de orthodontist;
- vroegtijdige behandeling van aangeboren schildklierdefecten is essentieel voor het beperken van cerebrale retardatie.

4 Versterkte schildklierfunctie of hyperthyreoïdie (zie tabel 3.14.1 en 3.14.2).
- nerveuze, prikkelbare en psycholabiele patiënt;
- motorisch onrustig gedrag;
- klachten over slapeloosheid;
- bij uitstrekken van de handen met licht gespreide vingers wordt een fijnslagige trilling (tremor) waarneembaar;

- de patiënten tonen vermagering bij een goede eetlust;
- frequente defecatie tot diarree;
- subfebriele temperatuur;
- een enkele keer klagen de patiënten over dun haar dat snel uitvalt of over warme en klamme handen;
- de bij chronische hyperthyreoïdie optredende osteoporose uit zich röntgenologisch in een toename van alveolaire en maxillaire radiolucentie. Het optreden van osteoporose heeft te maken met de snelle darmpassage van de diarree en het calciumverlies via de darm;
- cardiale klachten als eerste symptoom van een versnelde schildklierfunctie zijn een decompensatio cordis, angina pectoris en hartkloppingen. De symptomen komen voort uit de toename van de stofwisseling, waarbij alle orgaanfuncties op een hoger niveau zijn afgesteld.
- is er sprake van een auto-immuunziekte (ziekte van Graves of Basedow), dan gaat de versterkte functie gepaard met een struma en oogsymptomen (exoftalmie, verminderde knipperreflex en convergentiezwakte; afbeelding 3.14.2). Voorts is er sprake van het symptoom van de ondergaande zon (symptoom van von Graefe), dat optreedt wanneer men de patiënt naar beneden laat kijken. Het bovenste ooglid volgt de rand van de iris niet, waardoor tussen het ooglid en de iris het wit van de oogbol zichtbaar blijft. De ogen glanzen, zodat gesproken wordt van 'gekristalliseerde schrik';

Afbeelding 3.14.2   Exoftalmie (uitpuilende ogen) bij de ziekte van Basedow

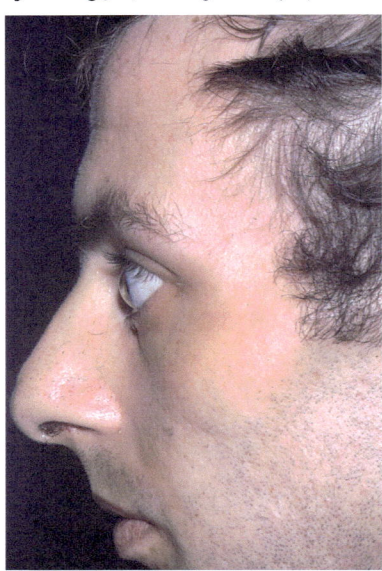

- patiënten die een thyreoïditis (ontsteking van de schildklier) doormaken, hebben tijdens de acute fase meestal een versterkte schildklierwerking. Bij de toenemende verbindweefseling door littekenvorming neemt de functie af en na enige tijd treedt een verminderde functie op;
- bij thyreotoxische kinderen vindt men een versnelde groei en versnelde dentitie met een verhoogde cariësfrequentie;
- de tandarts en zeker de mondhygiënist kunnen worden geconfronteerd met kinderen van thyreotoxische moeders die al bij de geboorte gebitselementen bezitten;
- complicaties die op kunnen treden, zijn hartritmestoornissen en een decompensatio cordis. De thyreotoxische crisis is extreem zeldzaam ('schildklierstorm'), maar kan door een infectie of ingreep in het hoofd-halsgebied (ook oraal) worden geprovoceerd. Het grote gevaar schuilt in de idiosyncrasie, een onvoorspelbare reactie op geneesmiddelen en lokale anesthesie. Deze reactie is niet te destilleren uit de werking of bijwerkingen van het toegepaste preparaat.[1]

3.14.2 Preventie

Een patiënt met een functieprobleem van de schildklier behoort in het eerste jaar van de behandeling ten minste elke drie maanden een hormoonspiegelcontrole te ondergaan. Bij een goede instelling is dit jaarlijks noodzakelijk. De patiënt kan daarom de tandarts en de mondhygiënist de stand van zaken meedelen.

Preventieve maatregelen bij:

mASA II

1. Alleen controles totdat bekend is dat de schildklierfunctie normaal is. Door het ontbreken van een relatie tussen de schildklierfunctie en de schildkliergrootte is extra voorzichtigheid geboden. Het doet mogelijk vreemd aan dat bij risico II alleen controles zijn toegestaan en dat er bij risico III gesproken wordt van behandeling.
2. De voorkeurshouding is zittend bij een grote schildklier.

mASA III

3. Bij hypothyreoïdie alleen kleine ingrepen van korte duur verrichten.
4. Altijd de laagste werkzame dosering van medicijnen, in verband met de kans op overdosering door het vertraagde metabolisme, ook van lokale anesthetica. Sedatie, opiaten en tranquillizers zijn gecontra-indiceerd.

5 Bij de combinatie hypothyreoïdie en cardiovasculaire complicaties: wachten op resultaten van de medische behandeling.
6 Lokale anesthesie met felypressine, uitgevoerd met de aspiratietechniek, heeft de voorkeur.
7 Het achterblijven van de stofwisseling bij infecties en stress kan hypothermie met bewusteloosheid op basis van cerebrale disfunctie induceren (hypothyreotisch coma).
8 Bij een patiënt met een thyreoïditis is de schildklierfunctie in de acute fase meestal versterkt (hyperfunctieperiode) en heeft de patiënt een mASA-score IV. Na verloop van tijd treedt een verminderde functie in en krijgt de patiënt een risico III-inschatting.

mASA IV

9 Geen tandheelkundige interventie zonder medische voorbehandeling. De hyperthyreoïdie vormt een hoog risico in de tandartspraktijk. De symptomen vormen geen maat voor de ernst van de schildklierpathologie. Bij twijfel elke behandeling uitstellen.
10 Bij complicaties en abnormale reacties de behandeling per direct stoppen. Voorbeelden zijn:
 – decompensatio cordis links;
 – hartritmestoornissen, vooral snel boezemfibrilleren;
 – angina pectoris (cave myocardinfarct);
 – abnormale reacties op geneesmiddelen zijn bij de hyperfunctie de idiosyncrasie, zoals ventrikelfibrilleren tijdens lokale anesthesie (cave reanimatie);
 – de thyreotoxische crisis, met een snelle temperatuurstijging en polsfrequentiestijging. Wijd openstaand vaatbed en een bloeddrukdaling.

Vraag 15
Hebt u nu een leverziekte of hebt u deze in het verleden gehad?
Zo ja, II
Hebt u daarvoor een dieet of medicijnen? III
Hebt u daarvoor een levertransplantaat? IV

Het ontbreken van het woord icterus of geelzucht wekt mogelijk verbazing. Dit symptoom bleek bij toetsing van de vragen veel positieve antwoorden op te leveren bij niet-levergerelateerde icterus. Omgekeerd wordt bij de meeste leverziekten geen klinisch waarneembare geelzucht vastgesteld.

De nu geformuleerde vraag stelt de ernst van de disfunctionerende lever centraal. Er is niet gekozen voor het vragen naar overdraagbare infecties, omdat de antwoorden onbetrouwbaar bleken en regelmatig foutnegatief waren. In de tien landen waar de EMRRH wordt gebruikt, dienen degenen die in de tandheelkunde werkzaam zijn voldoende doordrongen te zijn van het constante infectiegevaar en derhalve de vastgestelde preventiemaatregelen en hygiënische maatregelen in acht te nemen. Hierbij wordt voornamelijk gedacht aan de virale hepatitiden.

Nederland heeft in Europa het laagste aantal sterfgevallen door levercirrose, ondanks het toenemende alcoholgebruik.

3.15.1 Symptomen

De leverziekten vormen een heterogeen scala aan afwijkingen. Vele zijn zeldzaam, zoals stofwisselingsziekten, congenitale hyperbilirubinemie, stapelingsziekten, secundair bacterieel leverlijden na een sepsis of door een pyogene darminfectie, auto-immuunziekten en extrahepatische obstructie door galsteen of een carcinoom van de galwegen of pancreas. De tandarts en de mondhygiënist denken vaak uitsluitend aan de virale hepatitiden, terwijl chronisch alcoholisch leverlijden in Nederland niet te onderschatten is (tabel 3.15.1).

Tabel 3.15.1   Overzicht van leverziekten

Stofwisselingsziekten	• congenitale hyperbilirubinemie
	• stapelingsziekten
Ontstekingen: acuut	• primair viraal
	– hepatitis A t/m G
	– symptomatisch
	• secundair bij virale ontstekingen
	– ziekte van Pfeiffer
	– cytomegalie (CMV)
	– coxsackie B-virus
	– herpes-simplexvirus
	• secundair bij spirocheteninfecties
	– ziekte van Weil
	• secundair bij bacteriële ontstekingen
	– sepsis door pyogene bacteriën uit darm
	• toxisch/allergisch
	– alcoholabusus, medicijnen
Ontstekingen: chronisch	• auto-immuunziekten
	• rechtsdecompensatie
	• na acute leverontsteking
Cirrose	
Carcinoom	

1   De primaire virale hepatitiden verlopen veelal subklinisch als griep. De anamnese op dit punt is onbetrouwbaar. De klinische symptomen zijn in drie stadia te verdelen:
    – de pre-icterische fase, die enige dagen duurt en die gepaard gaat met moeheid, slapte, algemene malaise, hoofdpijn, misselijkheid en eventueel braken als gevolg van het ruiken of eten van vette spijzen. Pijn rechts in de leverstreek treedt op ten gevolge van kapselrekking. Gedurende vijf dagen kan een koortsreactie tot 38,5 °C aanwezig zijn. Het beeld wordt regelmatig geduid als 'buikgriep';
    – daarna kán zich geelzucht ontwikkelen, die zes weken of langer aanhoudt. De patiënt voelt zich in deze fase minder ziek. Levercelverval uit zich bij laboratoriumonderzoek in een toename van de verschillende intracellulaire enzymen in het serum. Zelden treedt fulminant levercelverval op met acute leverinsufficiëntie;
    – in de posticterische fase bestaan leverfunctiestoornissen en/of besmettingsgevaar. De klachten van de patiënt lopen niet parallel met de ernst van de histologische veranderingen. Deze periode duurt weken tot jaren.
2   Na zes maanden van leverfunctiestoornissen spreekt men arbitrair van chronisch leverlijden. Deze fase is opvallend symptoomarm. De leverfuncties blijven lang normaal ten gevolge van het grote compensatoire regeneratievermogen.
3   De overgang van chronische hepatitis naar levercirrose verloopt sluipend. Er zijn vier fasen te herkennen. Afhankelijk van de oorzaak van het leverlijden kunnen fase 2 en 3 in omgekeerde volgorde optreden.
    – de eerste fase wordt gekenmerkt door een evenwicht tussen levercelafbraak en -aanmaak. De klachten zijn vaak minimaal en niet opvallend, met een versterkte vermoeidheid, een algemene malaise en een weerzin tegen vet eten;
    – de tweede fase uit zich in symptomen voortkomend uit de fibrose, waardoor de intrahepatische circulatie wordt afgekneld en een verhoogde druk in het vena-portasysteem ontstaat. Deze verhoogde druk leidt tot de vorming van varices rond de maag en de oesofagus, tot aambeien, uitzetting van embryonale vaten rondom de navel (caput Medusae) en een grote milt onder druk. Heftig bloedbraken en een periodieke productie van teerachtige ontlasting kunnen wijzen op het bestaan van bloedingen uit deze maag- en oesofagusvarices. De splenomegalie leidt tot een verhoogde afbraak van trombocyten, met als gevolg een trombocytopenie. Puntvormige huid- en slijmvliesbloedinkjes zijn hiervan een symptoom;

- in de derde fase toont de patiënt bij inspectie tekenen van een insufficiënte leverfunctie.
    - het erythema palmare en het ontbreken van nagelmaantjes wijzen op een insufficiënte functie van de eiwitsynthese, evenals hematomen van wisselende ouderdom of bloeduitstortingen op traumaongevoelige plaatsen;
    - een vertraagde wondgenezing treedt op ten gevolge van een hypofibrinogenemie;
    - de aanwezigheid van spinnenpootnaevi ('spiders') op de bovenste lichaamshelft wijst op een verminderde afbraak van eiwitten. Doordat ook de afbraak van eigen lichaamsstoffen stagneert, waaronder die van hormonen, leidt een verhoogde oestrogeenspiegel tot deze huidafwijkingen. Hoge oestrogeenspiegels tijdens de zwangerschap veroorzaken dezelfde 'spiders' gedurende een periode (afbeelding 3.15.1);
        - de afbraak van stoffen, met name van geneesmiddelen, neemt af;
        - de stapelingsfunctie van glycogeen vermindert. De patiënt kan door onvoldoende beschikbare bloedglucose een hypoglykemie krijgen.
- de vierde fase, tevens de eindfase, kan zich verschillend voordoen. Het frequentst is het langzaam sluipend intreden van het (pre)coma hepaticum met encefalopathie. Dit is een potentieel reversibel syndroom met neurologische symptomen. Hoewel de oorzaak van het hepatische coma niet bekend is, gaan de gedachten uit naar toxiciteit op de astrocyten door afbraakproducten van

Afbeelding 3.15.1 Spinnenpootnaevi als teken van een insufficiënte leverfunctie, en ook tijdelijk voorkomend bij het hoge oestrogeengehalte tijdens de zwangerschap. Vanuit één centrum waaieren de venulae uit

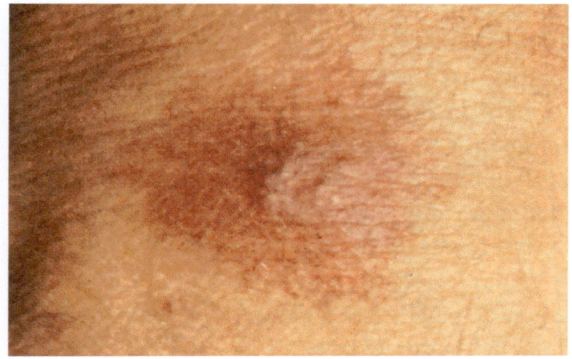

Tabel 3.15.2 Stages in hepatische encefalopathie

1	Verminderde alertheid en aandacht, angst of euforie, moeite met rekenen (optellen)
2	Lethargie of apathie, desoriëntatie in tijd en plaats, inadequaat gedrag, subtiele persoonsverandering, moeite met rekenen (aftrekken)
3	Somnolentie tot semistupor, verwardheid, ernstige desoriëntatie, coma zonder reactie op verbale prikkels of pijnprikkels

ammoniak bij de verhoogde ammoniakbloedspiegel. Deze veronderstelling is gebaseerd op de verbetering van het klinische beeld bij het dalen van de bloedspiegel en het toenemen van de symptomen bij het stijgen van de ammoniakspiegel, bijvoorbeeld bij veel eiwitafbraak in de darm. Het hersenmetabolisme verandert. Dit kan geleidelijk of plotseling gebeuren. Veelal is een intercurrente infectie of een bloeding vanuit de varices verantwoordelijk. Het opgenomen bloed uit de darm wordt niet meer verwerkt, waardoor ammoniakstapeling optreedt. Een ammoniakgeur bij een Kussmaul-ademhaling illustreert het onvermogen van de lever om ammoniak om te zetten in ureum en wijst op verzuring van de circulatie. De belangrijkste symptomen zijn (zie ook tabel 3.15.2):

- gedaald bewustzijn met verwardheid;
- het onvermogen om houdingen vast te houden (asterixis). Een voorbeeld is de *flapping*-tremor, een heel grofslagige tremor bij het uitstrekken van de arm;
- motorische onrust, overgaand in apathie.

4   Acuut leverfalen is een syndroom dat wordt veroorzaakt door massale levercelnecrose (fulminante levercelnecrose) in een voorheen normale lever, met als gevolg een ernstige verstoring van alle levercelfuncties. De specifieke symptomen zijn hepatische encefalopathie, ernstige stollingsafwijkingen, geelzucht, functionele nierinsufficiëntie en uiteindelijk multiorgaanfalen.
Een snelle ontwikkeling naar leverfalen vindt men bij een paracetamolvergiftiging, sporadisch bij virale en auto-immuunaandoeningen en bij een hepatitis in de zwangerschap. Zonder transplantatie sterft 70-80%, na transplantatie is de overleving 70-80%.

5   Het hepatocellulair carcinoom is het frequentst voorkomende primaire levercarcinoom, veelal een eindfase van een chronisch leverprobleem. De prognose is slecht met een vijfjaarsoverleving van 2%. Diagnostisch criterium is een stijging van het weer aantoonbaar worden van een foetaal eiwit (alfafoetoproteïne) in het bloed.

6   Een levertransplantatie kan de enige oplossing zijn voor patiënten met een terminaal leverlijden en bij acuut leverfalen.

Behandelingswijzen

De behandeling van hepatitis A tot en met G zou dienen te bestaan uit preventie, want de resultaten van de behandeling zijn niet optimaal. Daarnaast veroorzaken de antivirale middelen veel bijwerkingen.

3.15.2 Preventie

Preventieve maatregelen bij:

mASA II

1. Infecties met een besmettingskans; hepatitis A t/m G, maar ook cytomegalie en patiënten bekend als 'drager' aan het eind van een spreekuur indelen, zodat daarna de dienstkleding, het materiaal en de omgeving gereinigd of gesteriliseerd kunnen worden (tabel 3.15.3).
2. Voor hygiënische maatregelen wordt verwezen naar de (recentelijk aangepaste) richtlijnen van de Werkgroep Infectiepreventie (WIP) voor de tandheelkunde. Voor mensen die werkzaam zijn in de tandheelkunde vormen vooral (maar niet uitsluitend) prikaccidenten een risico.[1]
3. De enige echte bescherming biedt vaccinatie (tabellen 3.15.4 en 3.15.5). De tandarts en mondhygiënist dienen hun serologische status te kennen, evenals die van de directe medewerkers.
   - actieve immunisatie tegen hepatitis B beschermt ook tegen hepatitis D;
   - voor de passieve immunisatie tegen hepatitis B bestaan nog twee indicaties: direct contact met besmet materiaal bij ontbrekende immuniteit en kinderen geboren uit antigeen-Hbe-positieve moeders;
   - het combinatievaccin tegen hepatitis A/B wordt geadviseerd, niet alleen voor de gezondheidszorgsector, maar langzamerhand voor de gehele Nederlandse bevolking. Doordat hepatitis A nauwelijks meer

Tabel 3.15.3 Kans inschatting van patiënten op hepatitis B, C en hiv

Type patiënt	HBV	HCV	Hiv
hemodialysepatiënten	+	+	
multitransfusés (hemofiliepatiënten)	+	+	
geestelijk gehandicapten in instituten	+		
personen uit niet-westerse landen	+		
personen uit Egypte	+	+	
personen uit sub-Saharalanden	+		+
intraveneuze druggebruikers	+	+	+
prostituees en mannen die seks met mannen hebben	+	+	+

Tabel 3.15.4 Maatregelen bij hepatitis B-accident en onbeschermd slachtoffer

Hepatitis B	Hoogrisicobron	Status bron onbekend óf hoogrisicobron	Status bron onbekend óf laagrisicobron	Laagrisico-bron
hoogrisico-accident	HBIG (+) vaccinatietiter bepalen	HBIG (+) vaccinatietiter bepalen	HBIG (-) vaccinatietiter bepalen	geen actie*
laagrisico-accident	vaccinatietiter bepalen	vaccinatietiter bepalen	vaccinatietiter bepalen	geen actie*

* In de werksituatie is er een (weliswaar preventieve) reden voor vaccinatie

Tabel 3.15.5 Maatregelen ten aanzien van hepatitis C bij verwonding en een hoogrisicobron

Hepatitis C	Hoogrisicobron	Status bron onbekend óf hoogrisicobron	Status bron onbekend óf laagrisicobron	Laagrisico-bron
hoogrisico-accident	HCV-RNA* maand 3 en 6	HCV-RNA* maand 3 en 6	HCV-RNA* maand 3 en 6	geen actie
laagrisico-accident	geen actie**	geen actie**	geen actie	geen actie

* Als de HCV-RNA-bepaling niet mogelijk is, kan deze worden vervangen door een anti-HCV-bepaling na 3 en 6 maanden

** Als het slachtoffer na geruststellen angstig blijft, kunnen de bepalingen alsnog worden uitgevoerd

voorkomt in Nederland is een 'nul'-immuniteit ontstaan bij de populatie geboren na 1945. Deze groep is daarmee gevoeliger voor hepatitis A, die in endemische gebieden kan worden opgelopen (ontwikkelingslanden, landen rond de Middellandse Zee). In de praktijk betekent dit de mogelijkheid van een veel ernstiger beeld dan men van hepatitis A kende (namelijk een *self-limiting disease* die na zes weken genezen was). In de recente literatuur wordt echter ook acuut leverfalen beschreven, waardoor levertransplantaties noodzakelijk waren;
– actieve vaccinatie tegen hepatitis C en E is nog niet mogelijk;
– een goede medische en tandheelkundige anamnese is noodzakelijk.
4 De tandheelkundige behandeling in de acute fase beperken tot noodmaatregelen.
– overleg met de behandelend arts, voorafgaand aan de tandheelkundige behandeling;
– adequaat laboratoriumonderzoek waaronder een hemogram, PTT, INR, bloedingstijdonderzoek, leverfunctietests en ander onderzoek indien noodzakelijk;
– geen NSAID's of opiaten, anesthesie (amiden), antibiotica (ampicilline, tetracycline), plaatjesremmers (aspirine), sedativa (benzodiazepinen, barbituraten) gebruiken;

- bij de behandeling van weke delen zijn minimale laesies toegestaan;
- chirurgische ingrepen bij stollingsstoornissen alleen in een ziekenhuis.

mASA III

5 Indien de patiënt niets weet over het stadium van zijn leverziekte (wat in Nederland veelal zo is), dient u te overleggen met de huisarts of behandelend arts, na toestemming hiertoe van de patiënt. Het tandheelkundig risico bij ingrepen wordt bepaald door de verhoogde portale druk en de insufficiënte leverfunctie.
- bij de aanwezigheid van varices kan door buikpersen bij pijn of angst of bij aspiratie van een scherp voorwerp een acute bloeding ontstaan. Een spoedopname is dan aangewezen;
- bij stollingsdefecten, een bloedingsneiging en een verminderde wondgenezing afspraken maken over preventieve maatregelen, zoals de toediening van stollingsfactoren en trombocytentransfusies vlak voor de bloedige tandheelkundige ingreep. Niet alleen zijn het oozen bij een trombocytentekort of nabloedingen bij stollingsdefecten voor de tandarts lastig, maar bloed in de tractus kan voor de patiënt door de resorptie van aminozuren en de slechte partiële afbraak tot NH_3 de omslag betekenen van een chronisch leverlijden tot een terminaal coma hepaticum;
- aspirine en NSAID's zijn gecontra-indiceerd;
- houd rekening met gedragsanomalieën: maak afspraken op tijdstippen dat het gebrek aan compliance van de patiënt uw dagindeling niet ontwricht.

mASA IV

6 Geen tandheelkundige behandeling zonder overleg met de huisarts of behandelaar.
7 Immuunregulerende geneesmiddelen interfereren met de orale status en met uw handelen.
8 Transplantatieprotocol: zie de volgende paragraaf.

Vraag 16

Hebt u een nierziekte? Zo ja,	II
Ondergaat u een nierfunctievervangende behandeling (dialyse)?	III
Hebt u een niertransplantaat?	IV

3.16.1 Symptomen

De nierziekten krijgen in de tandheelkunde ten onrechte weinig belangstelling (tabel 3.16.1). Dit terwijl essentiële functies in het geding zijn (tabel 3.16.2), zoals:
- de water- en zoutregulatie;
- de uitscheiding van door de stofwisseling geproduceerd zuur en de uitscheiding van ureum, creatinine, overtollige elektrolyten, glucose en metabolieten van geneesmiddelen;
- de hormoonproductie van de nier:
  - renine werkt via de omzetting van angiotensine I naar angiotensine II op de bloeddruk – tevens stimuleert renine de bijnier tot aldosteronproductie. Op deze wijze beïnvloedt renine de zout- en wateropname en daarmee de bloeddruk;
  - erytropoëtine stimuleert het beenmerg tot het maken en vrijlaten van erytrocyten;
  - vitamine D dat via de voeding of onder invloed van zonlicht in de huid wordt gemaakt, wordt in de nier omgezet tot het activere 25-OH-vitamine D.

Chronische nierziekten zijn het resultaat van een jarenlang voortslepend proces met progressief nierweefselverval. Het kan een dusdanig sluipend proces zijn dat de patiënt en zijn familie er geen weet van hebben, totdat de nierziekte bij toeval wordt ontdekt of doordat de betrokkene gaat klagen over ver-

Tabel 3.16.1 Nierziekten

Prerenaal
- water- en/of zoutdefect

Renaal
- glomerulaire afwijkingen
  - lokaal
  - systemisch: SLE
- tubulo-interstitieel
  - congenitaal
  - verworven: stenen, infecties
  - medicamenteus: NSAID's
- hypertensie
  - primair
  - secundair
- diabetes mellitus
- cystenieren
- onbekende origine

Postrenaal
- obstructie urinewegen

Tabel 3.16.2 Nierfuncties

- Waterbalans
- Zoutbalans
- Zuur-base-evenwicht
- Uitscheiding van afvalstoffen: kalium, ureum, creatinine
- Uitscheiding van medicamenten en afbraakproducten
- Hormoonproductie
  - renine
  - erytropoëtine
  - omzetting van vitamine D naar 25-OH-vitamine D

moeidheid en anorexie of een slecht te behandelen hypertensie blijkt te hebben. Het komt voor dat op dat ogenblik al een terminaal nierlijden bestaat waarvoor direct nierfunctievervanging levensreddend is.

Men is geneigd om steeds vroeger in de fase van de insufficiëntie met nierfunctievervangende therapie te beginnen, ter voorkoming van irreversibele complicaties die deze therapie bemoeilijken. De orale manifestaties in de terminale fase van een nierinsufficiëntie, die voor het eerst meer dan 150 jaar geleden door Frerichs werden beschreven, zijn door deze vroege start van de nierfunctievervangende behandeling praktisch uit het klinisch beeld verdwenen.

Symptomen bij matig gestoorde functie

- Hypertensie, vaak zeer hoog en moeilijk behandelbaar (tabel 3.16.3).
- Anemie, door de gedaalde erytropoëtineproductie. Bij een hemoglobinegehalte van < 6,8 mmol/l wordt Eprex ter suppletie geadviseerd.
- Oedeemvorming ten gevolge van vochtretentie en te weinig albumine in de circulatie.
- Nierziekten die gepaard gaan met een eiwitverlies via de urine dat de dagelijkse eiwitopname overstijgt. Dit leidt tot hypalbuminemie en zorgt voor een verlaging van de intravasculaire colloïdosmotische druk, met als gevolg een toename van oedeemvorming. Dit oedeem is op alle plaatsen met losmazig bindweefsel te vinden, dus niet alleen aan de benen door een staande (of zittende) houding, maar ook rond de ogen.

Tabel 3.16.3 Behandeling van een chronische nierinsufficiëntie

- Dieet: natrium, kalium, vochtbeperkt, eiwitbeperkt
- Antihypertensiva en hoge doses diuretica
- Erytropoëtine en ijzersuppletie
- Fosfaatbinders
- Kaliumwisselaars
- Natriumbicarbonaat

- De oorzaak van de verhoogde bloedingsneiging is de verminderde adhesie en aggregatie van de bloedplaatjes, samen met een kwalitatief defect van de vonwillebrandfactor. De stolling en de fibrinolytische activiteit blijven normaal. De bloedplaatjesafwijkingen veroorzaken puntbloedingen (petechiën), vaak als eerste in de orale mucosa, en gingivabloedingen.
- Botontkalking door vitamine D-gebrek en een gestoorde fosfaatuitscheiding vormen een stimulans voor de bijschildklieren tot meer hormoonvorming en ten slotte vaak tot een autonome hyperfunctie (secundaire hyperparathyreoïdie). Dit mengbeeld van rachitis en osteoporose wordt renale osteodystrofie (ROD) genoemd (afbeelding 3.16.1). De eerste tekenen van ROD worden röntgenologisch gediagnosticeerd op het punt gonion op de OPG. Een cortexdikte op die plaats van minder dan 1,3 mm is diagnostisch (afbeelding 3.16.2). Zowel als de patiënt gedialyseerd wordt als na transplantatie gaat de autonome hyperparathyreoïdie door, met alle complicaties die daaraan inherent zijn. Operatief ingrijpen vormt de enige optie.
- Op basis van de renale osteodystrofie wordt macrognathie van zowel de maxilla als de mandibula beschreven, met een anterieure open beet.
- Overige orale symptomen:
  - xerostomie – de productie van zowel ongestimuleerd als gestimuleerd speeksel neemt af. De pH-waarde en de buffercapaciteit van het ongestimuleerde totaalspeeksel nemen toe. Dit is niet significant het geval bij het gestimuleerde parotisspeeksel. Niet alleen de flow, maar ook de chemische wijzigingen van het speeksel tijdens de fase van nierinsufficiëntie verbeteren onder invloed van dialyse en transplantatie. Zo neemt bijvoorbeeld de eiwitlekkage richting

Afbeelding 3.16.1   Het gemengde beeld van de renale osteodystrofie ontstaat op basis van fosfaatretentie bij een afnemende nierfunctie

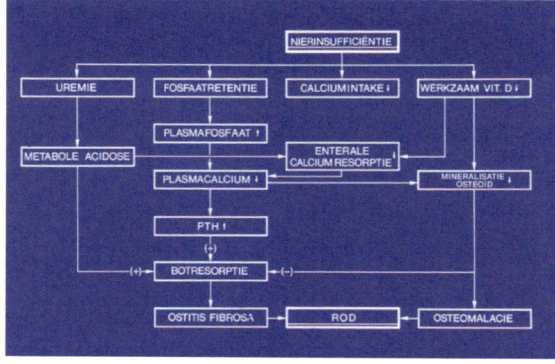

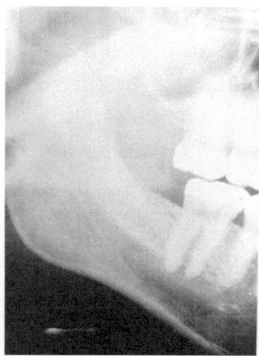 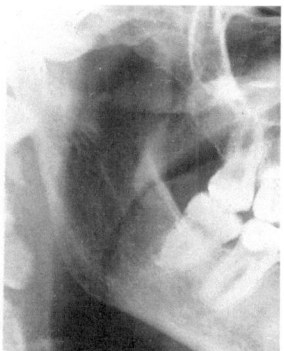

Afbeelding 3.16.2   De eerste tekenen van renale osteodystrofie worden röntgenologisch gediagnosticeerd op het punt gonion op de OPG. Een cortexdikte op die plaats van minder dan 1,3 mm is diagnostisch

het speeksel af tijdens dialyse en nog meer na een geslaagde transplantatie;
- een metaalsmaak;
- het verhoogde fosfaat/calciumproduct in het bloed veroorzaakt een versnelling van tandsteenvorming en soms door extraossale verkalking pulpakamervernauwing;
- het verhoogde ureumgehalte van het speeksel heeft een remmende invloed op de *Lactobacillus* en een neutraliserende werking op zuur in de plaque, dat overigens wel meer is dan bij gezonde controles;
- de gingiva-index is bij nierpatiënten hoger dan bij gezonde controles, evenals de bloedingstendens;
- een toename van de mobiliteit van gebitselementen wordt gevonden;
- bij een terminale functiestoornis, die tegenwoordig meestal niet meer wordt bereikt omdat men voortijdig start met nierfunctievervangende therapie, ontstaat een uremische foetor. Deze geur ontstaat doordat ureum door mondbacteriën in ammoniak wordt omgezet;
- de uremische stomatitis met ulcera behoort tot het verleden;
- bij kinderen ziet men groeiretardatie en een vertraagde eruptie van gebitselementen;
- uremie tijdens de ontwikkeling van de gebitselementen leidt tot glazuurhypoplasie en een bruine verkleuring door geretineerd bloedpigment.

Symptomen bij ernstig gestoorde functie met nierfunctievervanging

De meeste patiënten ontvangen uiteindelijk nierfunctievervangende therapie, in afwachting van een transplantaat. In grote lijnen staan twee methoden ter beschikking:

1 *Hemodialyse arterioveneuze shunt.* Deze techniek brengt het bloed van de patiënt in contact met een kunstnier die het bloed van afvalstoffen en van overtollig water ontdoet. De hemodialysepatiënt wordt twee- tot driemaal per week 'gespoeld', gedurende drie tot vijf uur. Voorafgaand aan de dialyse krijgen de patiënten antistolling in de vorm van een of andere vorm van heparine, om te voorkomen dat het bloed in de kunstnier stolt. Als toegang tot de bloedbaan wordt meestal een arterioveneuze fistel op de arm gemaakt. Soms wordt een kunstvat toegepast. Indien om technische redenen een shunt niet meer mogelijk is, wordt als alternatief een permanente lijn in de vena jugularis interna aangebracht.

2 *Chronisch ambulante peritoneale dialyse* (CAPD). Hierbij vindt de uitwisseling door een permanente katheter in de buik plaats. Het buikvlies doet dienst als kunstnier. Viermaal per dag wordt de vloeistof in de buik vervangen, welke enkele uren daar blijft. In die periode worden ook weer afvalstoffen gewisseld en wordt water via capillaire weg afgestaan. Na enkele uren laat de patiënt de buik leeglopen en wordt er weer verse vloeistof ingelaten. Deze behandeling doet de patiënt dagelijks zelf thuis.

3 Na een *niertransplantatie* dient men zich te realiseren dat de nierfunctie niet altijd 100% wordt. Sommige patiënten gebruiken tijdens de ziekte al immuunsuppressiva. De getransplanteerde patiënt wordt continu behandeld met corticosteroïden, cytostatica en immuunmodulatie om afstoting te voorkómen. Deze behandeling, die nodig is om een afstotingsreactie te onderdrukken, veroorzaakt complicaties, ook op het gebied van de tandheelkunde.
   – de pulpakamervernauwing kan significant toenemen – daarbij wordt gedacht aan de invloed van corticosteroïden;
   – schimmel- en virusinfecties als gevolg van de immunologische afweervermindering spelen een rol, zeker bij prothesepatiënten;
   – patiënten op immunosuppressie tonen door de ontstekingsremming geen correlatie tussen parodontitis enerzijds en leeftijd, plaque en tandsteen anderzijds;
   – hyperplasie wordt vooral gezien bij de behandeling met ciclosporine en wordt versterkt indien ook Adalat wordt gebruikt. De ernst is patiëntgebonden, maar wordt ongunstig beïnvloed door een slechte mondhygiëne.

3.16.2 Preventie

Een patiënt met chronisch nierlijden, een dieet en medicatie is goed op de hoogte van zijn labiele chemische evenwicht (tabel 3.16.3 en tabel 3.16.4).

Tabel 3.16.4 Problemen die spelen bij nierinsufficiëntie

- Ernst van het nierfunctieverlies?
- Oorzaak (diabetes, hypertensie, systeemziekte)?
- Welke behandeling wordt toegepast? Dieet?
- Wat is het dialyseprogramma?
- Welke medicatie (interactie met tandheelkundig handelen, orale symptomen)?
- Cardiovasculaire afwijkingen?
- Anemie?
- Bloedingsneiging?
- Immuunstatus?
- Botpathologie?
- Psychische problemen?
- Orale afwijkingen?

Preventieve maatregelen bij:

mASA II

1 Behandeling vroeg in de ochtend, ondanks het feit dat de bloeddruk dan het hoogst is. De patiënt is dan echter minder moe.
2 Pols- en bloeddrukcontrole bij elke behandeling.
3 Let op dat uw medicatie niet intervenieert met de bloedchemiebalans van de patiënt. Zo bevat natriumpenicilline te veel zout. Het inslikken van bloed, waarbij kalium vrijkomt, doet het serumkalium stijgen, met de kans op hartritmestoornissen. De patiënt weet hoeveel natrium en kalium per dag mag worden opgenomen en hoeveel vrij vocht per 24 uur is toegestaan.
4 Van medicijnen die via de nieren worden uitgescheiden, dient de dosis te worden aangepast aan de ernst van de nierfunctievermindering. Dit kan het best in overleg met de medisch behandelaar gebeuren.
5 Een lokale toepassing van fluoride kan geen kwaad.
6 Optimale mondhygiëne, eventueel met professionele steun.
7 Houd rekening met een verhoogde bloedingsneiging.
8 Infectiefoci uit de mond verwijderen:
   - potentiële infectiehaarden opsporen door middel van spiegel, sonde, OPG en solo's;
   - intraoraal onderzoek op gingivitis, parodontitis en mobiele/doorbrekende elementen;
   - röntgenologisch onderzoek naar diepe cariës, pulpapathologie, tandsteen en wortelresten.
9 Bij candida-infecties is het raadzaam om mondspoelingen met het antimycoticum nystasine voor te schrijven: 5 ml viermaal daags. De vloeistof

Tabel 3.16.5 Medicatie in relatie tot nierinsufficiëntie

Redelijk veilig*	Minder veilig**	Onveilig***
ampicilline	aciclovir	cefaloridine
amoxycilline	aminoglycosiden	cefalothine
benzylpenicilline	cefalosporinen	sulfonamiden
clindamycine	fluconazol	tetracyclinen
cotrimoxazol	vancomycine	NSAID's
metronidazol	paracetamol	aspirine
codeïne	pethidine/opiaten	
fenothiazinen	antihistaminica	

*   Dosis wijzigen bij ernstige nierinsufficiëntie
**   Dosisreductie al bij geringe functiedaling
*** Bij iedere nierpatiënt vermijden

dient dan gedurende twee minuten krachtig door de mond te worden bewogen om vervolgens te worden doorgeslikt.

10 Indien implantaten gewenst zijn, eerst controle op het bestaan van renale osteodystrofie.

11 Nefrotoxische middelen vermijden, zoals aminoglycosiden en over het algemeen NSAID's. Beter ook geen ibuprofen (Brufen): ibuprofen is niet direct nefrotoxisch, maar bevordert wel de vochtretentie (tabel 3.16.5).

mASA III

12 Een shunt is de *lifeline* voor de patiënt. Met de shuntarm dus omzichtig omgaan.

13 Behandel de patiënt tussen twee hemodialyses in. Patiënten zijn na het 'spoelen' vaak onwel, met klachten van hypotensie.

14 Plotselinge bewegingen voorkómen. Langzaam uit de stoel omhoogkomen en eerst de benen laten bungelen voordat men van de stoel af komt, in verband met een collapsneiging.

15 Frequenter bezoek aan de tandarts en bij onbegrepen klachten vaker röntgenopnamen zijn op hun plaats.

16 Endocarditisprofylaxe wordt voor de shunts niet algemeen aangeraden. Aangeraden wordt dit te overleggen met de behandelend nefroloog. Voor de katheter bij CAPD is geen profylaxe geïndiceerd. Voor hartvaatlaesies die onder de indicaties vallen, aangegeven door de Nederlandse Hartstichting, blijft de profylaxe gehandhaafd.

17 Houd rekening met hepatitis B of andere complicerende infecties.

18 De trombopathie kan vier uur lang worden verbeterd door de toediening van desmopressine (DDAVP) intranasaal (3,0 µg/kg), in overleg met de

behandelaar. DDAVP is een synthetisch derivaat van het antidiuretisch hormoon en stimuleert het vrijkomen van intrinsieke factor VIII, en de vonwillebrandfactor uit endotheelcellen.

19 Bij de voorbereiding voor transplantatie behoort de tandheelkundige optimalisering zes weken van tevoren te starten. Leg de prioriteiten van het behandelplan vast, zodat binnen twaalf maanden geen problemen te verwachten zijn.
- bij een slechte mondhygiëne en gebrekkige *compliance* wordt bij ernstige parodontitis of bij twijfel over de goede afloop van een endodontische behandeling, zeker bij avitale elementen, (totale) extractie geadviseerd. Dit geldt ook bij mobiele gebitselementen, elementen met een verticaal botdefect en bij intraradiculaire en periapicale ontstekingen;
- extracties en bloedige ingrepen veertien dagen vóór de aanvang van de transplantatie, zodat dan de wondgenezing is afgerond. Bij extracties intensieve controle op infecties. Geretineerde of geïmpacteerde elementen alleen verwijderen indien ze klachten geven of met de mondholte in verbinding staan;
- restaureer alle actieve cariës;
- traumapredilectieplaatsen verwijderen, zoals overhangende vullingen, orthodontische apparatuur en gebitsprothesen. Scherpe randen aan elementen verwijderen, omdat slijmvlieslaesies een predilectieplaats voor infecties vormen.

mASA IV

20 De getransplanteerde patiënt is gecompromitteerd door zijn primaire ziekte; daarbij komt de uitgebreide immuunsuppressiemedicatie. Overleg met de behandelend arts(en) bij deze patiënten is altijd noodzakelijk. Doordat de wensen van de behandelend arts en die van de tandarts niet-verenigbaar kunnen zijn, is soms een aanpassing van het beleid van beide kanten noodzakelijk.

21 Beschouw na de transplantatie de patiënt als een nieuwe casus. De orale resultaten hangen af van de medewerking van de patiënt. Herhaal het tandheelkundig onderzoek, zo nodig aangevuld met röntgendiagnostiek.
- tot drie maanden na transplantatie tandheelkundige behandelingen voorkómen. De patiënt is labiel door deze psychisch belastende periode;
- optimaliseren van de mondhygiëne;
- alleen behandelen bij urgentie, in strikt overleg en maximaal conservatief;
- na zes maanden de patiënt elke maand oproepen totdat een stabiele situatie is bereikt, en daarna elke drie maanden. Een hogere frequentie ondermijnt de *compliance* van de patiënt;

- routinematige en conservatieve tandheelkundige behandeling zo mogelijk direct uitvoeren, afhankelijk van het bloedbeeld. Extra zorg in verband met de verhoogde infectiegevoeligheid bij een leukocytengetal van $< 2 \times 10^9/l$;
- plan korte sessies, op tijdstippen die door de patiënt worden aangegeven;
- bloeddrukcontrole voorafgaand aan elke behandeling;
- voortzetten van de fluorideapplicaties om de dag;
- de immuno-myelosuppressie maskeert infectie. Er treedt nauwelijks pusvorming op;
- een agressief optreden bij vermoede infecties is gewenst. Orale infecties met candida komen na een niertransplantatie in 10% van de gevallen voor. Viermaal daags spoelen met nystatine 5 ml wordt aanbevolen, waarbij de vloeistof zeker twee minuten wordt binnengehouden. Antibiotische therapie in overleg met de arts, in verband met resistentievorming;
- bij bloedige ingrepen profylaxe in overleg met de behandelend nefroloog;
- prothese 's nachts uit. Controle op de reiniging met *disclosing solution*. Zonder optimale situatie geen prothese in.

22 Maligniteiten ontwikkelen zich bij getransplanteerde patiënten 20 tot 30 jaar eerder dan epidemiologisch verwacht wordt. Dit zijn veelal plaveiselcelcarcinomen van de lip, een (non-)hodgkinlymfoom, nasofarynxafwijkingen en het Kaposi-sarcoom. Dit is een afschuwelijk gegeven, maar zonder transplantaat zou een patiënt nog geen jaar hebben geleefd. Een tandarts kan door de regelmatige controles deze afwijkingen vroeg herkennen en actie ondernemen.

23 Specifieke problemen bij immuuntherapie:
- ciclosporinetherapie: gingivahyperplasie binnen drie maanden; predilectieplaatsen zijn mandibulair anterior en labiaal interdentaal. De hypertrofie is roze, vast-elastisch en cumulatief met calciumblokkers (nifedipine). Er bestaat een sterke individuele gevoeligheid waarbij de ernst niet dosisafhankelijk blijkt. De toediening van metronidazol en een maximale plaquecontrole werken preventief, ook bij bestaande hyperplasie. In combinatie met 0,9% NaCl of 0,12% chloorhexidine spoelen geeft dit verbetering.

24 Verschillende medicamenten kunnen de ciclosporinespiegel doen stijgen. Hierdoor dreigt nier- en levertoxiciteit. Ook een bloeddrukstijging wordt gevreesd.

25 Specifieke problemen bij corticosteroïdtherapie:
- deze medicatie geeft altijd twaalf bijwerkingen, die dosisafhankelijk zijn, zoals de kans op osteoporose/osteomalacie;

MEDISCHE ANAMNESE, RISICOBEPALING EN PREVENTIE 123

- symptoomloze ontstekingen met een slechte afgrenzing en een vertraagde wondgenezing;
- de ontwikkeling van hypertensie, diabetes mellitus en psychiatrische beelden;
- bij tandheelkundige ingrepen door de algemeen practicus en de mondhygiënist is er geen aanpassing van de corticosteroïdtherapie noodzakelijk.

Vraag 17
Hebt u nu of hebt u ooit een kwaadaardige ziekte (tumor) of bloedziekte gehad? Zo ja, II
Welke?
Bent u onder behandeling? III
Bent u bestraald voor een tumor of gezwel aan het hoofd of de hals?
Zo ja, IV
Wanneer?

Deze vraag betreft een scala aan pathologie met een impact die voor tandheelkundigen varieert van nauwelijks tot zeer intensief.

Typen maligne pathologie

- Solide tumoren interacteren, mits niet behandeld met cytostatica en niet in de regio van de mond, nauwelijks met de orale status.
  Orale problemen bij solide tumoren die niet in het hoofd-halsgebied zijn gelokaliseerd, treden voornamelijk op als het gevolg van de therapie. De behandeling gebeurt tegenwoordig voor een belangrijk deel poliklinisch, zodat de kans toeneemt dat een tandarts een dergelijke patiënt in zijn stoel krijgt. De incidentie van orale afwijkingen bij solide tumoren valt in een marge van 12% voor carcinomen en sarcomen tot 33% voor lymfomen. Van de solide tumoren komt het longcarcinoom vooral bij mannen voor, gevolgd door prostaatkanker en colorectale tumoren. Bij vrouwen komt het mammacarcinoom op de eerste plaats, gevolgd door colorectale tumoren. De uitbreiding van deze tumoren wordt weergegeven door het zogeheten TNM-systeem (T = tumor, N = lymfeklieraantasting, M = metastasen op afstand).
- Bij de hematologische maligniteiten is het immuunsysteem vanaf het begin van de klachten aangetast en zijn ook niet-prolifererende bloedcellen vaak bij het proces betrokken. Vanaf het begin van het klinisch beeld doen zich in de mond symptomen voor, en niet zelden zijn deze ook de eerste klachten.
  De maligne bloedziekten worden ingedeeld naar de prolifererende celsoort (globaal: lymfatische leukemie, myeloïde leukemie, ziekte van

Hodgkin en non-hodgkin, het multipel myeloom en de ziekte van Kahler met plasmacelproliferatie). In deze groeperingen worden weer onderverdelingen aangebracht, alle met een eigen behandeling en met een eigen prognose. De prognose is medeafhankelijk van de leeftijd van de patiënt, van de fase waarin de ziekte zich bevindt op het moment van de ontdekking en van de comorbiditeit.

- de acute lymfatische leukemie (ALL) wordt in 10-15% van de gevallen bij volwassenen gevonden en in 75% bij kinderen. Van de patiënten met een complete remissie (80%) krijgt 50% een recidief. Afhankelijk hoe kwaadaardig een ALL is, zal sneller in een fase van remissie tot transplantatie worden besloten. De afweging wordt per patiënt gemaakt en kan niet in een richtlijn worden vastgelegd.
- de chronische lymfatische leukemie (CLL), niet zelden op oudere leeftijd, heeft een mediane overleving van 1,5 tot 12 jaar. Onder chemotherapie is de remissiekans 80%;
- de acute myeloïde leukemie (AML) vindt men in 15-20% van de gevallen bij kinderen. De overallprognose is niet zo gunstig. Na allogene beenmergtransplantatie, dus al na een zekere selectie, is de overleving 60%;
- van de chronische myeloïde leukemie (CML) is de mediane leeftijd 53 jaar. Na een overleving van circa 5 jaar gaat deze aandoening niet zelden over in een acute vorm.

De incidentie van orale complicaties bij volwassen patiënten met leukemie nadert de 50%. Bij de acute vormen, die meer bij kinderen en jongeren voorkomen, is de incidentie gemiddeld hoger dan bij de groep als totaal. Orale afwijkingen vindt men bij de acute myeloïde leukemie (AML) in 86% van de gevallen en bij de acute lymfatische leukemie (ALL) in circa 70%.

- Een aparte groep vormen de lymfomen bij de ziekte van Hodgkin en het non-hodgkinlymfoom met afgeleide ziekten. Beide ziekten beginnen lokaal en verspreiden zich daarna via de aanliggende lymfeklieren. Pas in een later stadium vindt infiltratie in organen en in het beenmerg plaats (tabel 3.17.1).

De symptomen ten gevolge van maligne lymfeklier- en bloedziekten verschillen sterk als men de acute en de chronische vorm vergelijkt. Daarnaast is de symptomatologie afhankelijk van het type prolifererende cel. Beenmerg- en immuunsuppressie, zowel door de primaire ziekte als door de medicatie, resulteren in anemie, leukopenie en trombopenie met een verminderde lokale oxygenatie, een verhoogde kans op infecties en een neiging tot bloeden. Doordat de afweer is aangetast, staan orale symptomen vaak op de voorgrond (tabel 3.17.2).

Tabel 3.17.1 Orofaciale symptomen bij acute en chronische leukemie in volgorde van frequentie

Acute vormen	Chronische vormen
petechiën	lymfekliervergroting en/of
lymfekliervergroting (ALL 71,4%; AML 45,0%)	hepatosplenomegalie
mucosa-erosies en -ulcera (ALL 52,7%; AML 37,3%)	andere orgaaninfiltratie
erytheem van de mucosa	(gingiva, parotis, huid)
candida-infecties	petechiën
bloedende gingiva (ALL 28,6%; AML 43,2%)	infecties
bleke slijmvliezen door anemie	periostale infiltratie
herpes simplex	bleke slijmvliezen door anemie
cheilitis angularis	
gingivaverdikking	
mobiliteitstoename elementen	
defecten van het zachte palatum	
paresthesieën van lippen en kin	
kies- en kaakpijn	
koorts (gemiddeld 92,2%)	

De patiënt en de huisarts verwachten dat de tandarts op de hoogte is van de orale complicaties die optreden ten gevolge van de primaire ziekte en de therapie.

Naast de aan de ziekte gekoppelde klachten bestaat er ook nog een tweede interactie met tandheelkunde door de behandelingen van de verschillende ziekten.

- De problemen zijn het grootst bij de behandeling met multipele cytostatica in vaak hoge doseringen.
- Daarnaast zijn er de verschillende bestralingsmodaliteiten, eventueel in combinatie met cytostatica.
- Ten slotte is de allogene stamceltransplantatie (allo-SCT) voor verschillende maligne afwijkingen meer en meer de voorkeursbehandeling, niet alleen om de bloedcelvorming weer op gang te brengen na myeloablatieve therapie maar ook als antitumoreffect. Om de aan transplantatie gekoppelde morbiditeit en mortaliteit te verminderen wordt geprobeerd de doses van zowel de chemotherapie als die van de radiotherapie voorafgaand aan de transplantatie te verlagen.

Tabel 3.17.2 Overzicht cytostatica*

Alkylerende stoffen	• busulfan • chloorambucil • cyclofosfamide • dacarbazine • estramustine • ifosfamide • lomustine • melfalan • procarbazine • temozolomide • thiotepa
Antimetabolieten	• capecitabine • cytarabine • fludarabine • fluorouracil • gemcitabine • mercaptopurine • methotrexaat • pemetrexed • tioguanine • tegafur/uracil
Antimitotische cytostatica	• docetaxel • paclitaxel • vinblastine • vincristine • vinorelbine
Antitumorantibiotica	• bleomycine • dactinomycine • daunorubicine • doxorubicine • epirubicine • idarubicine • mitomycine • mitoxantron
Topo-isomeraseremmers	• etoposide • irinotecan • teniposide • topotecan
Overige oncolytica	• amsacrine • arseentrioxide • asparaginase • bortezimib • carboplatine • cisplatine • cladribine • hydroxycarbamide • oxaliplatine

* Dit is een tijdsbeeld, omdat veel in ontwikkeling is

De toegepaste chemotherapie kent drie benaderingswijzen, waarbij voor elke therapie meerdere geneesmiddelen beschikbaar zijn, alle met een eigen werkingsmechanisme en bijwerkingen (zie tabel 3.17.2).
- Curatief bij onder andere hematologische maligniteiten, bij het choriocarcinoom en bij testistumoren.
- Palliatief, met altijd de afweging tussen de kwaliteit van leven enerzijds en de toxiciteit anderzijds.
- Adjuvant: voor of na chirurgie/radiotherapie. Door verschillende producten tegelijk of alternerend te geven wordt getracht in verschillende delingsfasen van cellen in te grijpen, om daarmee het celdodende effect te optimaliseren.

Er zijn vier therapiefasen te onderscheiden.
- Remissie-inductie: een remissie is bereikt als in het beenmerg bij hematologische afwijkingen minder dan 10% pathologische cellen aanwezig zijn.
- Consolidatie, bestaande uit twee volledige remissiekuren.
- Onderhoudsbehandeling in een dosis die de kwaliteit van leven waarborgt.
- Re-inductie bij recidief of transplantatie.

Het effect van de therapie bij leukemieën wordt afgemeten aan de morfologie van het beenmerg. Men spreekt van een complete remissie wanneer na enkele kuren bij beenmerg- of lymfeklieronderzoek geen maligne prolifererende cellen te vinden zijn. In dat geval persisteert bij acute myeloïde leukemie waarschijnlijk nog 1-10% van de blasten in het beenmerg. Om ook deze te attaqueren worden enkele consolidatiekuren gegeven. Na consolidatie wordt een minder intensieve poliklinische chemotherapie voortgezet om de kwaliteit van leven voor de patiënt optimaal te houden. Ook in deze fase bestaat beenmergdepressie, maar geen volledige aplasie.

3.17.1 Symptomen

Ziekteafhankelijke symptomen
1. Algemene symptomen ontbreken nooit, wel zijn deze in wisselende mate aanwezig. Het begin van de chronische ziektebeelden verloopt sluipend en is door de patiënt vaak moeilijk aan te geven (zie tabel 3.17.1).
2. Algemene malaise, anorexie, vermagering, nachtzweet, vermoeidheid en een verhoogde temperatuur – van subfebriel bij de chronische vormen tot hoge koorts bij de acute ziektebeelden. De lymfomen kennen een spontane koortscyclus van drie weken. Bij deze ziekten worden de algemene symptomen 'B-symptomen' genoemd.
3. Pijnloos gezwollen lymfeklieren komen voor in 71,4% van de gevallen bij ALL en in 45% van de gevallen bij AML. Bij de ziekte van Hodgkin of het

non-hodgkinlymfoom overheersen forse, vaak rubberachtige lymfeklieren, bijvoorbeeld in de ring van Waldeyer. De 'B-symptomen' – onverklaarde koorts, nachtzweten, 10% vermagering zonder reden en jeuk – duiden bij de ziekte van Hodgkin en non-hodgkin op een generalisatie van het proces.
4 Keelpijn wordt genoemd in 52,7% van de gevallen bij ALL en in 37,3% van de gevallen bij AML.
5 Puntbloedingen of oozen wijzen op een trombocytopenie. Spontane gingivabloedingen komen in 43,2% van de gevallen voor bij AML en in 28,6% van de gevallen bij ALL. De bloedingen ontstaan op basis van een trombocytopenie en infecties. Parodontale afwijkingen worden gevonden in de vorm van ulceraties.
6 Bij acute bloedziekten staat verdringing uit het beenmerg van goed functionerende witte cellen voorop. Dit blijkt uit het optreden van orale virale infecties en schimmelinfecties (herpes, candida), en exacerbaties van al doorgemaakte virale infecties.
7 Opvallend bleek tandvlees wijst op een anemie.
8 Bij de chronische bloedziekten vormt de infiltratie van organen met maligne cellen vaak de eerste klacht. De zogenoemde gingivahyperplasie is meestal niets anders dan infiltratie van leukemisch weefsel.

Medicatieafhankelijke symptomen

Chemotherapie wordt gegeven in combinatiekuren bestaande uit een alkylerende stof, een antimetaboliet, een metafaseremmer, een antibioticum of een corticosteroïd of procarbazine. Zo bestaat de veel toegepaste CHOP-kuur uit de combinatie cyclofosfamide, adriamycine, vincristine en prednison (zie tabel 3.17.2). Deze kuren worden echter voortdurend veranderd qua samenstelling, dosis en duur, zodat precisering geen zin heeft. Nieuwe opties voor de bescherming van cellen tijdens intensieve chemotherapie zijn de toepassing van groeifactoren, granulocyten- en macrofagenstimulatoren en interleukine. Hyperthermie wordt ook toegepast om hogere spiegels van cytostatica te bereiken op basis van vaatverwijding.

De toxiciteit van eerdergenoemde medicatie berust op het principe van de celdoding, die voor elke, vooral sneldelende, cel in het lichaam geldt. Door de directe toxiciteit wordt elke cel met een hoge mitotische index in het lichaam getroffen. Het effect wordt vier tot zeven dagen na de eerste dosis merkbaar. De kans op orale complicaties bij chemotherapie is afhankelijk van het toegediende cytostaticum, maar tevens van variabelen als de dosis per tijdseenheid, de toedieningsvorm, het toedieningsinterval en het cumulatie-effect van cytostaticacombinaties en radiotherapie. De gevolgen:
- Beenmergsuppressie van alle corpusculaire delen.

- Immuunsuppressie.
- De slijmvliesverdunning die in de mond zichtbaar is, betreft het hele maag-darmkanaal. Voorafgaande aan de zichtbare afwijkingen klaagt de betrokkene meestal over een branderig gevoel in de mond of jeuk. De symptomen van de mucositis bestaan uit pijn, zwelling en roodheid als tekenen van een acute ontsteking. Daarna ontstaan pseudomembranen bestaande uit afgestoten epitheel met erosies, ulcera en bloedingen. Deze kliniek van de gingivostomatitis verloopt in fasen:
  - ontstekingsfase: op basis van interleukine-1 en tumornecrosefactor (TNF) worden ontstekingscellen aangetrokken. De cytotoxinen veroorzaken tevens de vasodilatatie, en de bloedingen worden geprovoceerd door een bijkomende trombocytopenie;
  - epitheliale fase: door destructie van de stamcellen, die normaal in 5-7 dagen zorgen voor aangroei van het slijmvlies, treedt er geen aangroei meer op. De afgestoten oude cellen hechten zich als een membraan op het niet-groeiende slijmvlies. De schade is te zien als atrofie, voornamelijk aan de mondbodem, het zachte verhemelte, de labiale en de buccale mucosa;
  - ulceratieve fase: door destructie van de toplaag kunnen micro-organismen nu binnendringen, zich hechten en zich vermenigvuldigen. Vooral van belang zijn viridans-streptokokken, stafylokokken en de *Pseudomonas aeruginosa*. De *Streptococcus mitis* is berucht om het veroorzaken van een septische shock en ernstige longafwijkingen met een hoge mortaliteit. Er bestaat een positieve relatie tussen het aantal bacteriën dat men in de circulatie aantreft en de graad van de mucositis;
  - genezingsfase: het destructieve effect verdwijnt spontaan, door herstel van de stamcellen tien tot veertien dagen na beëindiging van de chemotherapie. Een versnelling van het herstelproces is niet meer mogelijk.

De pijn van mucositis kan zo heftig zijn dat eten en drinken niet of nauwelijks mogelijk zijn. Een ziekenhuisopname om uithongering en uitdroging te voorkomen is niet uitzonderlijk. Pijnmedicatie in de vorm van opiaten kan noodzakelijk zijn om een noodgedwongen tijdelijk staken van de cytostatische behandeling te voorkomen. Dit betekent een onderbreking van de adequate oncologische behandeling, hetgeen de prognose voor de patiënt verslechtert. Niet alle cytostatica hebben een even belangrijk stomatotoxisch effect. Individuele variabelen van de patiënt spelen een rol, zoals de primaire ziekte, maar in belangrijke mate ook de mondhygiëne en de tandheelkundige status. De leeftijd van patiënten speelt een omgekeerd evenredige rol. Zo is de mucositis bij kinderen ernstiger dan bij volwassenen.

Andere complicaties:
- Haargroeivermindering en haaruitval.
- Vertraagde wondgenezing, resulterend in slecht genezende microtraumata en secundaire infecties.
- Verminderde speekselkwaliteit en -kwantiteit. Zowel de hoeveelheid IgA als de hoeveelheid amylase daalt. De smaak (zoet, zout, zuur en bitter) verandert. Soms treedt een metaalsmaak op.
- Neurotoxiciteit, zich uitend als een prikkelende sensatie in de gebitselementen of in de onderkaak; kan worden verward met kiespijn. Pijn lijkend op acute pulpitis is te onderscheiden, doordat de pijn niet toeneemt door de applicatie van koude of warmte. Soms treedt een trigeminusneuralgie op of een laesie van de nervus glossopharyngeus.

De *indirecte* of *secundaire stomatotoxiciteit* ontstaat door beenmerg- en immuunsuppressie die circa veertien dagen na de start van de chemotherapie op de voorgrond staan:
- Bij ongeveer 40% van alle patiënten (solide tumoren en bloedziekten) onder behandeling met chemotherapie treden therapiegerelateerde orale infecties op. Deze zijn levensbedreigend bij aantallen leukocyten lager dan $1000 \times 10^9/l$. Ook via gingivitis, parodontitis en cariës als porte d'entrée kunnen chronische ontstekingen acuut worden en daarmee een haard voor systemische infectie vormen. Door de beenmerg- en immuunsuppressie worden tekenen van infectie gemaskeerd en treedt ten gevolge van de leukopenie nauwelijks pusvorming op.
- Anemie vermindert de lokale aanvoer van zuurstof en nutriënten.
- Trombocytopenie veroorzaakt bloedingen die een voedingsbodem vormen voor bacteriën. Spontane bloedingen en oozen treden op bij trombocytopenie ($20 \times 10^9/l$; n = $150\text{-}350 \times 10^9/l$). Puntvormige capillaire bloedinkjes in de mond vindt men al bij $40 \times 10^9/l$. Kwetsbare plaatsen zijn de lippen, de tong en de mondbodem. Gingivabloedingen op basis van gingivitis of parodontitis verergeren in deze fase.
- Afwijkingen op langere termijn: ontkalking van het glazuur en cariës zouden bij een langdurige cytostatische behandeling meer voorkomen.
- Bij kinderen zouden tijdens chemotherapie afwijkingen in de gebitsontwikkeling ontstaan, die zich pas later manifesteren.
- Ten slotte is er de medicamentspecifieke toxiciteit. Voorbeelden hiervan zijn de neurotoxiciteit van de vinca-alkaloïden, de cardiotoxiciteit van de antracyclinen, zoals doxorubicine, de overgevoeligheidsreacties voor de taxanen en de nefrotoxiciteit van cisplatine.
- Als ondersteunende behandeling worden anti-emetica voorgeschreven om de misselijkheid door cytostatica te beheersen. Hiervoor zijn seroto-

ninereceptorantagonisten beschikbaar, zoals ondansetron, tropisetron en granisetron.
- Ook groeifactoren worden toegevoegd zoals *granulocyte colony-stimulating factor* (G-CSF) en *granulocyte macrophage colony-stimulating factor* (GM-CSF), geregistreerd als respectievelijk filgrastim en lenograstim en als molgramostim.
- Maatregelen worden getroffen om specifieke bijwerkingen te beperken die kenmerkend zijn voor bepaalde cytostatica. Voorbeelden zijn het hyperhydreren ter voorkoming van nefrotoxiciteit door cisplatine en het toedienen van mercapto-ethaansulfonzuur ter voorkoming van hemorragische cystitis door cyclofosfamide of fosfamide.

9 Gaat men over tot *beenmergtransplantatie,* dan volgde vroeger een volledige uitroeiing van het beenmerg door gebruik te maken van cyclofosfamide gevolgd door totale lichaamsbestraling (myeloablatie). Het gevolg was een zeer hoge mortaliteit en morbiditeit, onder andere door infecties. Door de ontwikkeling van nieuwe medicijnen, waaronder bortezomid en thalidomidederivaten, en het antitumoreffect van de stamceltransplantatie zijn minder intensieve voorbehandelingen mogelijk geworden.
Transplantatie is mogelijk met materiaal van de patiënt (autologe stamceltransplantatie, slaagpercentage 45%) of van een donor (allogene stamceltransplantatie); bij de aanwezigheid van een HLA-identiek familielid is de slaagkans 50%. Kinderen hebben een betere kans dan volwassenen. De allogene stamceltransplantatie is langzamerhand de voorkeursbehandeling voor een gevarieerde groep maligne afwijkingen. Ze is niet meer alleen een methode om de hematopoëse snel op gang te brengen na myeloablatieve therapie, maar wordt ook toegepast om het antitumoreffect. Indien de primaire ziekte recidiveert, is de prognose slecht. De complicaties berusten op de gevolgen van de depletie en de afstotingsreacties. De bij de cytostatica beschreven gingivostomatitis wordt ook gevonden bij de transplantatiepatiënt. Echter, in de fase dat het transplantaat aanslaat, gaan de immuuncompetente cellen van de donor door het lichaam van de ontvanger zwerven. Deze cellen zien de ontvanger als lichaamsvreemd en proberen die af te stoten. Deze omgekeerde afstoting wordt graft-versus-hostziekte genoemd. Deze afstoting veroorzaakt een tweede golf van mucositis, die wordt behandeld door ophoging van de corticosteroïden en de ciclosporinedosering. Met als gevolg een versterking van alle bijwerkingen van corticosteroïden en gingivahyperplasie.

10 De gevolgen van *radiotherapie* zijn afhankelijk van de dosishoeveelheid geabsorbeerde straling in gray (Gy), de spreiding in de tijd en de locatie.

De symptomen bij bestraling in het hoofd-halsgebied zijn ook afhankelijk van de dosis, de duur en de latente tijd.
- Algemene bijwerkingen van radiotherapie, zoals misselijkheid, algemene malaise en vermoeidheid, zijn niet te vermijden.
- In de acute fase (binnen twaalf weken) staan eerst hypersalivatie en later xerostomie op de voorgrond. Het speeksel wordt viskeuzer en het vermindert. De samenstelling ervan verandert ook: een verlaging van de pH, een vermindering van de buffercapaciteiten en een vermindering van de antibacteriële afweermechanismen. Afhankelijk van de stralingsdosis herstelt de speekselvloed zich gedeeltelijk gedurende de eerste twee jaar, maar wanneer de dosis hoger was dan 40 Gy gedurende vier weken, treedt er een irreversibele speekselreductie op tot 50%. De hyposialie verhoogt de kans op opportunistische infecties (*Streptococcus mutans*, *Lactobacillus* en *Actinomyces*) en op cariës. De patiënt ondervindt hierdoor problemen bij het eten, drinken en spreken.
- Mucositis en secundaire infecties volgen. Twee tot vier weken na de beëindiging van de radiotherapie verdwijnt de mucositis spontaan.
- De papillen reageren met een verandering van de smaak, eerst voor zuur en bitter en bij een langere bestraling ook voor zoet en zout.
- Leeftijdsafhankelijk zijn secundaire tandontwikkelingsstoornissen en groeistoornissen van het kaakbot en de gebitselementen, zoals een vertraagde of uitblijvende eruptie, en een ontbrekende of afwijkende wortel- of tandontwikkeling (bijvoorbeeld microdontie, een premature sluiting van de apices en stoornissen in de glazuurontwikkeling).
- Bestralingscariës treedt kort na de bestraling op door speekselveranderingen, een verminderde mondhygiëne en een vaak vloeibaar koolhydraatrijk dieet. Het kenmerkende beeld van bestralingscariës is zeer destructief en specifiek. De aantasting betreft onder normale omstandigheden cariësresistente vlakken zoals incisale randen, knobbels en gladde vlakken. De laesies beginnen meestal cervicaal op de vestibulaire en linguale vlakken. Daarnaast treedt frequent een snelle slijtage van de incisale en occlusale vlakken op, al dan niet vergezeld van een bruinzwarte verkleuring, *ebony teeth* genoemd. De onderincisieven, die normaal meestal vrij zijn van cariës, worden relatief vaak aangetast. De aangedane elementen bevinden zich zowel binnen als buiten het bestralingsveld.
- Door fibrose en artrose van het temporomandibulair gewricht kunnen complicaties optreden.
- Langetermijncomplicaties treden na vijf jaar nog op, zoals cataract en schade aan het centrale zenuwstelsel.

- De beruchte osteoradionecrose (ORN) treedt in 60% van de gevallen tijdens de eerste drie maanden na bestraling op, in en om het bestralingsveld. Dit gebeurt wanneer een defect ontstaat in de bedekkende weke delen als gevolg van een extractie, trauma of infectie, en het bestraalde bot direct wordt blootgesteld aan het mondmilieu. De pijnklachten en de zichtbare afwijkingen betreffen altijd een kleiner gebied dan het ware verval. ORN komt zevenmaal vaker voor in de onderkaak dan in de bovenkaak vanwege de grotere botdichtheid van de onderkaak. Bij dentate patiënten komt osteoradionecrose meer dan twee keer zo vaak voor in vergelijking met edentate patiënten.
- Trismus tot een opening van 10-15 mm is een irreversibele complicatie die laat optreedt. De oorzaak is fibrose op basis van endarteritis van de kauwspieren en het bindweefsel.

3.17.2 Preventie

De patiënt steunt bij medische problemen op de huisarts. De huisarts zal ook diens eerste aanspreekpunt zijn in het kader van probleemsituaties die ontstaan bij ziekten door immuundeficiëntie. Betreft het echter de mond, dan zijn beiden aangewezen op de kennis van de tandarts. In Nederland moet de erkenning nog groeien dat de orale status een directe en veelal negatieve invloed kan uitoefenen op systemische afwijkingen.

Vaak wordt bij dit onderwerp voorbijgegaan aan het belang van de beschermende functie van de huid en de slijmvliezen. Ze vormen een belangrijke barrière tegen het binnendringen van micro-organismen. Deze afweer komt fysiek tot stand, ondersteund door desquamatie en de productie van cytokinen en eiwitsplitsende enzymen. Van de bacteriëmieën vindt 15% de oorsprong in de mond.[1]

Preventieve maatregelen bij:

mASA II

1 In de fase vóór radiochemotherapie dienen een strikte mondhygiëne en preventieve tandheelkunde te worden gerealiseerd. De mondhygiëne bij de start is een goede indicator voor de *compliance* van de patiënt tijdens en na therapie. Is er geen of onvoldoende tijd voor het creëren van een gezonde mond voor het inzetten van de chemotherapie, dan is circa twee tot drie weken na de chemokuur de beste tijd om dit in te halen.
2 Potentiële infectiehaarden (diepe cariës, pulpapathologie, tandsteen, gingivitis, parodontitis, wortelresten, mobiele of doorbrekende elementen) dienen te worden opgespoord door intraoraal en röntgenologisch onder-

zoek. Loszittende gebitselementen of een operculum vormen een predilectieplaats voor bloedingen en infecties.
3   Elimineer predisponerende factoren voor secundaire infectie. Mechanische irritatie of traumagevoelige plekken zoals overhangende vullingen, scherpe randen aan gebitselementen, gebitsprothesen en orthodontische apparatuur dragen bij tot het ontstaan van slijmvlieslaesies en secundaire infecties. Bijten op de wang kan al een trauma betekenen.
4   Geretineerde of geïmpacteerde elementen alleen verwijderen indien ze klachten geven of met de mondholte in verbinding staan.
5   Cariës lege artis behandelen.
6   Extracties en bloedige ingrepen minimaal veertien dagen voor aanvang van de therapie uitvoeren, zodat de wond dan dicht is. Bij extracties kort voor een chemokuur intensieve controle op infecties. Bij extractie tijdens verminderde afweer 7-10 dagen een antibioticumscherm geven. De aanbevelingen voor het type antibioticum verschillen, onafhankelijk van de beenmergdepressie.
7   Indien twijfel bestaat over de goede afloop van een endodontische behandeling, heeft een extractie de voorkeur. Dit geldt ook voor mobiele elementen, elementen met een diep verticaal botdefect en intraradiculaire en periapicale ontstekingen. Voor radiotherapie op de mandibula (65 Gy of meer) kan men bij twijfel over het succes van conservatieve therapie beter extraheren. Bij de bovenkaak kan men afwachten.
8   Individuele lepels vervaardigen waarmee de patiënt tijdens en na de therapie dagelijks fluoride kan appliceren.
9   Prothesedragers zijn kwetsbaar.

mASA III

10 Tijdens de radiochemotherapie vraagt de complexiteit om overleg met de medisch behandelaar en om een zeer intensieve begeleiding door de mondhygiëniste, verpleging en familie.
11 Dagelijkse activiteiten zijn:
    – ter preventie van gingivitis en een xerostomie na elke maaltijd poetsen met een schone, zachte tandenborstel en met een lactoperoxidasebevattende tandpasta. Deze tandpasta mag overigens niet samen met chloorhexidine worden gebruikt;[1] soms is het alleen mogelijk de gebitselementen, de gingiva en de mucosa met een vochtig gaasje schoon te vegen. Flossen alleen bij voldoende leukocyten, in verband met de infectiekans bij beschadiging van het slijmvlies;
    – een fluorideregime is onontbeerlijk: 1%-natriumfluoridegel met behulp van een individuele lepel appliceren;

- spoelen met fysiologisch zout (NaCl 0,9%) heeft een gunstig effect op de slijmvliezen en geeft (evenals ijswater) verlichting. Het nadeel is de smaak. Een natriumbicarbonaatoplossing (1,4%) heeft een iets intensievere werking dan zout water alléén. Kamillosan zou een antiinflammatoire functie hebben en de epithelialisering bevorderen. Dubbelblind onderzoek van dit type middelen ontbreekt echter;
- chloorhexidinegluconaatmondspoeling (0,12% of 0,2%) levert potente antimicrobiële activiteit met minimale bijwerkingen en geen resistentievorming. De nadelen zijn de bittere smaak en de bruine aanslag aan de elementen. Door de toevoeging van kleur- en smaakstoffen is het handelspreparaat Corsodyl voor patiënten vaak beter aanvaardbaar. Tussen het gebruik van chloorhexidine en het spoelen met andere middelen of het poetsen met tandpasta wordt een pauze van één uur aangeraden, omdat chloorhexidine bij het gebruik van andere producten aan werking inboet;
- het gebruik van lidocaïne viskeus 2% kan worden overwogen (voorzichtig: niet inslikken en pas op voor trauma als gevolg van de ongevoeligheid);
- sucralfate – een niet-resorbeerbaar aluminiumzout dat in de geneeskunde bij de bescherming tegen een maagulcus wordt gebruikt – toont een door prostaglandine-*release* cytoprotectieve functie en lijkt een verzachtend effect te hebben bij mucositis;
- de lippen en mondhoeken regelmatig met vaseline invetten;
- adviezen met betrekking tot aangepaste voeding.

12 Wekelijkse controle door de tandarts: plaquebeheersing en reiniging van de mucosa zijn essentieel; het intact houden van de mucosa als barrière tegen infecties eveneens.
13 Conservatieve therapie met een hoge controlefrequentie heeft de voorkeur boven ingrepen. Antibiotica bij infecties ter voorkoming van sepsis, met name bij ingrepen die een bacteriëmie kunnen veroorzaken, alleen in overleg met de behandelend arts. Eventueel trombocytentransfusie voor de ingreep.
14 Candidalaesies lijken op gestremde melk: het betreffen witte, iets verheven en eenvoudig af te schrapen afwijkingen. Ook kunnen de afwijkingen zich voordoen als erytheem, bijvoorbeeld onder een prothese. Goede middelen ter behandeling zijn nystatine, clotrimazol, fluconazol of amphotericine B.
15 Prothesedragers controleren op de reiniging met *disclosing*-oplossing. Indien een mucositis bestaat of indien er geen optimale vorm valt te bereiken: geen prothese in.

mASA IV

16 De speekselvermindering kan 90% bedragen. Of de speekselvloed terugkomt, is dosisafhankelijk en wordt pas twaalf tot achttien maanden na het stoppen van de behandeling duidelijk. Men kan proberen de speekselvloed te stimuleren met pilocarpine. Het effect van speekselsubstitutie met producten op xylitol-, sorbitol- of aspartaambasis is beperkt.
17 De smaakpapillen worden atrofisch bij 10 Gy. Bij een tumordosis worden de smaaksensaties zuur en bitter en later ook zoet en zout aangetast. 60-80 dagen na het staken van de behandeling komt de smaak terug.
18 Tot vijf jaar na de diagnose en therapie dient men met recidieven van het oorspronkelijke proces rekening te houden. De routinematige tandheelkundige behandelingen zijn afhankelijk van het bloedbeeld.
19 Voortzetten van de fluoridenapplicaties. Applicatie om de dag met 1%-natriumfluoridegel in individuele lepels gedurende vijf tot tien minuten is effectief, ook ter voorkoming van stralingscariës. Een hogere frequentie ondermijnt de *compliance* van de patiënt. Patiënten die irreversibele schade aan de speekselklieren hebben opgelopen, moeten levenslang met fluoridenapplicaties doorgaan.
20 Aanvankelijk is een maandelijkse controle door de tandarts in samenwerking met de mondhygiënist gewenst voor het bijstellen van de mondhygiëne. Op de lange termijn is een driemaandelijkse controle voldoende.
21 Het risico van ORN is permanent. Bij een extractie of bloedige ingreep is een antibioticumscherm levenslang een vereiste. Hiermee dient enkele uren voor de ingreep te worden gestart. Het antibioticumadvies dat in Nederland wordt gegeven, is afhankelijk van de regio waaronder men ressorteert. Er is nog geen consensus over profylaxe. Het aantal extracties dient beperkt te blijven tot twee à drie gebitselementen per keer. De extractie dient zo atraumatisch mogelijk uitgevoerd te worden, met overhechting van de wond. Als zich toch lokale tekenen van ontsteking voordoen, blijkt een behandeling met hyperbare zuurstof ('de tank van Boerema') de prognose gunstig te beïnvloeden, niet alleen door de hoge lokale zuurstofconcentratie maar tevens door neovascularisatie. Als het fluoridenbeleid en de mondhygiëne falen, wordt er, uit angst voor ORN, vaak te lang gewacht. Ook vestibulaire caviteiten en periapicale infecties vormen een risico voor ORN.
22 Fysiotherapie ter voorkoming van microstomie en trimus op basis van fibrose. Zowel na transplantatie als bijvoorbeeld na een curatieve chemotherapie tezamen met radiotherapie bij de ziekte van Hodgkin is het risico van het ontstaan van een secundaire maligniteit toegenomen, met een piekincidentie rond het vijfde tot zesde jaar.

Vraag 18
Hebt u last van hyperventileren? Zo ja,   II

Hyperventileren kan een compensatoire reactie van het lichaam zijn op een organische afwijking (tabel 3.18.1). Op deze wijze wordt een hoge kooldioxidespanning gecorrigeerd. Bij een slechte longfunctie en een hoge kooldioxidespanning wordt de ademhaling vanuit het ademhalingscentrum gestimuleerd tot versnelling en verdieping, om zo het teveel aan CO_2 uit te wassen. Een vergelijkbaar mechanisme treedt in werking bij een zuurstoftekort van het bloed en als ontwenningsverschijnsel na druggebruik. Enkele andere situaties waarbij men dit hyperventilatietype kan verwachten, zijn een hartinfarct, een pneumothorax, een cerebrovasculair accident, een versterkte schildklierfunctie, een acidotisch hyperglykemisch coma, hoge koorts, een ernstige anemie en sommige intoxicaties.

Dit compensatoir hyperventileren, ook wel secundaire hyperventilatie genoemd, wordt in het kader van het EMRRH-systeem buiten beschouwing gelaten.[1]

Bestaat er geen organische verklaring voor het hyperventileren, dan spreekt men van het hyperventilatiesyndroom, waarbij chemische veranderingen secundair zijn aan het versterkt afblazen bij de uitademing van CO_2. Dit syndroom wordt in West-Europa gekoppeld aan tekenen passend bij een theatrale persoonlijkheidsstoornis. Maar het hyperventilatiesyndroom is méér dan een nerveus reageren. Het berust vaak op een te intensieve ademhaling,

Tabel 3.18.1 Oorzaken van acuut hyperventileren

- Primaire longafwijkingen
  - astma
  - decompensatio cordis links
  - fibrose
  - pneumothorax
  - uitgebreide pneumonie
  - longembolie; vetembolie na trauma
- Depressie ademhalingscentrum
  - geneesmiddelen
  - drugs; ook als ontwenningsverschijnsel
  - cerebrale atherosclerose
  - schedeltrauma
  - cerebrale infecties
- Mechanische afwijkingen
  - thoraxtrauma
  - ziekten van spieren, zenuwen (verlamming van het middenrif, poliomyelitis, Guillain-Barré, myasthenia gravis) en botten

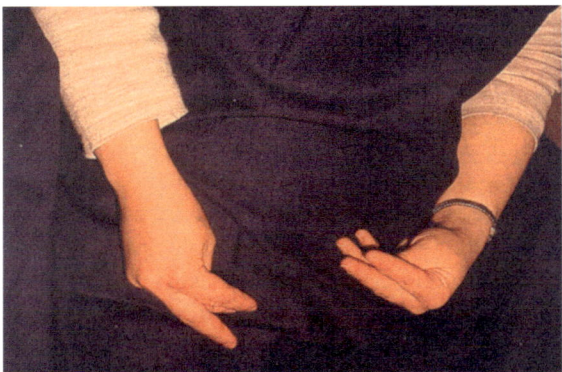

Afbeelding 3.18.1   De chemische verschuiving die in het bloed optreedt ten gevolge van hyperventileren veroorzaakt een tekort aan geïoniseerd calcium in de circulatie met kramp van zowel de gladde spieren als de skeletspieren tot gevolg

die een kettingreactie teweegbrengt tijdens lichamelijke of emotionele stress. Door de hyperventilatie wordt te veel CO_2 met de uitademing uitgescheiden, waardoor de PCO_2-spiegel in de circulatie daalt met een stijging van de bloed-pH. Deze respiratoire alkalose veroorzaakt naast een daling van de geïoniseerde calciumspiegel (verhoogde prikkelbaarheid van perifere zenuwen) ook vasospasmen in verschillende organen (afbeelding 3.18.1). Deze chemische wijziging van het *milieu intérieur* is verantwoordelijk voor de symptomatologie (tabel 3.18.2).

Deze symptomen tonen een verbluffende overeenkomst met de dertien symptoomcriteria die optreden bij paniekaanvallen en die in de Diagnostic Statistical Manual (DSM-III-R) worden vastgelegd als *free floating anxiety* (ademnood, naar adem happen, duizeligheid, tachycardie, beven, transpireren, maagklachten, depersonalisatie of derealisatie, paresthesieën, opvliegers, pijn op de borst, angst om dood te gaan, angst om gek te worden).

Het hyperventilatiesyndroom was in Nederland, België en in Engeland populair. Afgemeten aan de hoeveelheid beschikbare literatuur lijkt de belangstelling de laatste paar jaren terug te lopen. In landen zoals IJsland en Zweden is deze aandoening onbekend of zeldzaam.

3.18.1 Symptomen
1 De aanvallen, die met name optreden bij emotionele, psychische situaties, zijn meestal bij de patiënt bekend en komen dus uit de medische anamnese naar voren.

Tabel 3.18.2 Klachten bij een chemisch bepaald hyperventilatiesyndroom en bij *free-floating anxiety**

- Korte periode van angst of ongemak
- Symptomen ontstaan in enkele minuten
- Kortademigheid, verstikkend gevoel, vaak zuchten
- Hartkloppingen, tachycardie of bonzen van het hart
- Pijn of druk op de borst die vergelijkbaar is met angina pectoris, eventueel met vaatspasme van de coronairvaten
- Cerebrale klachten – duizeligheid, zwart worden voor de ogen, hoofdpijn, oorsuizing
- Depersonalisatie, derealisatie
- Visusklachten door spasme van de retina-arteriën
- Paresthesieën, koude handen of voeten
- Rillerigheid, opvliegingen
- Transpireren
- Tremoren, beven
- Maag-darmklachten met misselijkheid
- Angst voor controleverlies
- Angst om gek te worden
- Angst om dood te gaan
- Collaps

* Het psychiatrisch diagnostisch classificatiesysteem, de DSM-IV, stelt dat minstens vier symptomen aanwezig dienen te zijn

2   Het hyperventilatiesyndroom wordt gekenmerkt door het plotseling 'niet lekker' worden, wit wegtrekken, transpireren, beven en duizelig worden.
3   De patiënt voelt zich kortademig. De ademhaling is niet hijgend zoals soms wordt verondersteld, maar net iets sneller en dieper dan voor een doorsnee-individu aangenaam is.
4   Kenmerkende klachten die pas bij navraag worden aangegeven, zijn: tintelingen rond de mond en de vingers, duizeligheid, warm gevoel in het hoofd, en koude handen en voeten.
5   Na enige tijd volgen tremoren en tetanie (*main obstétrique*) (afbeelding 3.18.1).
6   Andere klachten die worden genoemd, zijn:
    – *ademhalingsklachten* – benauwdheid, beklemd gevoel rond de borst, vaak zuchten;
    – *hartklachten* – snelle hartslag, bonzen van het hart, steken of doffe pijn midden op de borst (spasme van de coronairvaten), vergelijkbaar met angina pectoris; de combinatie met een infarct is beschreven;
    – *maag-darmklachten* – misselijkheid, opgeblazen gevoel, buikpijn;
    – *cerebrale klachten* – zeker als de chemische verandering vaatspasmen induceert, kan dit leiden tot visusklachten (spasme van de retinale

arteriën), oorsuizen, duizeligheid, zwart worden voor de ogen, hoofdpijn.
7 De collaps wordt pas bereikt als de voorafgaande verschijnselen lange tijd niet worden herkend.
8 De aanval is een *self-limiting disease*, omdat met het flauwvallen van de patiënt de 'angst' wegvalt en dientengevolge het hyperventileren ophoudt. Toch is het af te raden het volledige beeld tot ontwikkeling te laten komen. De beschreven vaatspasme kan blijvend orgaanletsel induceren, zoals een hartinfarct.

3.18.2 Preventie

Preventieve maatregelen bij:

mASA II

1 Bij een belaste anamnese dient men de patiënt gerust te stellen met betrekking tot de geplande behandeling.
2 Vanaf de start van de behandeling periodiek met de betrokkene mee ademen. Bij hyperventileren van de patiënt wordt dit door anderen als onaangenaam herkend. Indien met het beeld herkent voordat er zich symptomen voordoen is de patiënt nog geneigd tot luisteren en het corrigeren van de ademhaling. Bij bestaande klachten is dit veel moeilijker door angst en paniek.
3 Door angstreductie en begrip voorkomt men symptomen.
4 Bij de eerste verschijnselen tracht men de ademhaling van de patiënt te reguleren door de patiënt met de assistent te laten ademen of door de patiënt in een zakje of in de handen te laten ademen. Het oefenen van deze *coping*-techniek, ook voor tandheelkundige behandelingen, blijkt functioneel.
5 Het voortzetten van de tandheelkundige behandeling in overleg met de betrokkene is essentieel omdat anders bij elke volgende behandeling een recidiefaanval dreigt door conditionering (tandarts = hyperventilatie).
6 Medicatie: indien geruststellen onvoldoende resultaat geeft, kan 5-10 mg diazepam (Valium®) oraal de spanning verminderen. Na het gebruik van tranquillizers mag de patiënt niet zelf naar huis rijden.
7 Tijdens de collaps dient men de algemene maatregelen van het reanimatieschema te volgen.

Vraag 19
Bent u ooit flauwgevallen bij een tandheelkundige of medische behandeling? II

De theorie achter dit fenomeen is dat de betrokkene de gegeven situatie wil ontvluchten en zich klaarmaakt voor deze vlucht door het poolen van bloed in de skeletspieren. Het circulerend bloedvolume wordt hierdoor kleiner en het hart zou hierop fysiologisch moeten reageren met een versnelde actie, maar door een prikkeling van de nervus vagus daalt de hartactie juist. Op dat ogenblik schiet de circulatie tekort.

3.19.1 Symptomen

Anamnestisch zijn aanvallen van 'onwel worden' reeds eerder opgetreden, bijvoorbeeld bij een venapunctie of bij het zien van bloed.

1 De prodromen bestaan uit een zuchtende, steunende ademhaling. De patiënt wordt bleek (80%), transpireert (30%), geeuwt, heeft een gevoel van warmte bij 30%, of een gevoel van koude bij 25%, is misselijk zonder te braken (75%), duizelig (70%), ziet wazig, heeft een 'leeg hoofd' en last van oprispingen.
2 Plotseling treedt bewusteloosheid op waarbij de lage polsfrequentie opvalt. De systolische bloeddruk kan in twee minuten met 80 mmHg dalen, waardoor de cerebrale circulatie tot 50% daalt! De pols is traag! Dit is het vrijwel enige differentiaaldiagnostische gegeven in vergelijking met andere oorzaken van collaps. Complicaties door een vasovagale collaps worden niet beschreven, traumata daargelaten.
3 Tonische en klonische trekkingen en soms een compleet insult kunnen optreden, zoals bij elke hypoxie, door spontane elektrische hersencelontladingen.
4 Het bewustzijn keert terug zodra de patiënt horizontaal ligt.
5 Gedurende enige tijd blijft de patiënt rillerig en onzeker op de benen. Vaak toont de patiënt een bagatelliserend, stoer gedrag.

3.19.2 Preventie

Preventieve maatregelen bij:

mASA II

1 Bij een positieve anamnese zijn deze aanvallen te voorkómen door de patiënt direct na binnenkomst in de behandelruimte plat neer te leggen. De patiënt raakt niet bewusteloos in horizontale houding, maar wordt hoogstens bleek met wat transpiratie in het gezicht.
2 Aansluitend hierop dient de geplande behandeling te worden gestart. Bij het desondanks optreden van prodromale verschijnselen zijn deze te couperen door bij de platliggende patiënt de benen omhoog te brengen, door deze bij de heupen te buigen.

3   Bij een aanval in de wachtruimte het hoofd van de patiënt tussen de knieen laten brengen en de patiënt laten persen. Ook hurken lost het probleem regelmatig op. Vaak is buikpersen, met een toename van de veneuze terugstroom, al voldoende om de aanval te couperen.
4   Tijdens de collaps dient men de algemene maatregelen van het reanimatieschema te volgen.
5   Het voortzetten van de tandheelkundige behandeling, in overleg met de betrokkene, is essentieel omdat anders bij elke volgende behandeling een recidief dreigt door conditionering.[1]
6   Na de collaps de patiënt 30 tot 60 minuten laten 'bijkomen', eventueel in de stabiele zijligging. Het is beter de patiënt niet met eigen vervoer naar huis te laten rijden in verband met het feit dat deze uit valse schaamte zijn onzekerheid en klachten na de collaps kan 'overschreeuwen', wat in het verkeer gevaar kan opleveren.

Vraag 20
Hebt u een bloedarmoede met klachten (moe, duizelig)?   II

Ten onrechte wordt een bleek uiterlijk geïnterpreteerd als 'bloedarmoede' terwijl alleen de conclusie 'verminderd zichtbare doorbloeding' gerechtvaardigd is. De huidkleur wordt bepaald door de dikte van de subcutis, de intensiteit van de oppervlakkige vascularisatie, het aantal erytrocyten en het hemoglobinegehalte.
Schijnanemie wordt gevonden bij een familiaire dikke subcutis, bij adipositas, bij een hypothyreoïdie en bij een acromegalie.

De meest voorkomende anemie is de ijzergebreksanemie. Veel vrouwen hebben in de vruchtbare leeftijd chronisch een iets verlaagd hemoglobinegehalte, veelal zonder klachten.

Een anemie kan ontstaan op basis van een insufficiënte voeding (vermageringsdiëten en bij bejaarden) en bij geneesmiddelengebruik. Chronisch microscopisch bloedverlies uit het maag-darmkanaal kan optreden als gevolg van een aspirinebehandeling, bij gebruik van NSAID's en andere antireumatica). Anti-epileptica, salazopyrine en antibiotica kunnen concurreren met de vitamine B12 of foliumzuur-stofwisseling. Bij alle chronisch sluipende ziekten (ontstekingen, auto-immuunprocessen, infecties) vindt men enige anemie door remming van het beenmerg. Alleen een bloedarmoede met klachten, waarbij het lichaam aangeeft in het dagelijks functioneren tekort te schieten, is voor een tandarts bij extra belasting voor de patiënt van belang.

Internationaal heeft men van dit item in de medische anamnese voor de tandheelkunde afgezien. Dit was het resultaat van de afweging tussen het belang van de anemie voor het ontstaan van acute problemen in de tandheelkunde enerzijds en de noodzaak het aantal vragen te beperken anderzijds. De herplaatsing van dit item in de Nederlandse versie vindt plaats op grond van het feit dat bij patiënten uit Afrika, bij Surinaamse Nederlanders en bij patiënten afkomstig uit de regio rondom de Middellandse Zee congenitale anemieën voorkomen.

Bij de congenitale bloedarmoede treden klachten op die vergelijkbaar zijn met elke andere chronische bloedarmoede, maar ook komen er specifieke symptomen voor die voor de tandheelkunde van betekenis zijn. Besproken worden de sikkelcelziekte met trait en de thalassaemia minor en major.

Hemoglobine bestaat uit een haemgroep en vier globulineketens. De variaties zitten in de samenstelling van de globulineketens. De normale volwassen globulineketen of HbA kent twee varianten. Normaal in de hemoglobine A_1 zijn dit twee alfa- en twee bètaketens in een strikte verhouding van 1:1. In A_2 is de fysiologische combinatie van twee alfa- en twee deltaketens aanwezig. Het HbF (2 alfa-en 2 gammaketens) dat een hogere affiniteit voor zuurstof heeft dan het volwassen globuline wordt na de foetale periode vervangen.

- Bij het sikkelcelprobleem is in het normale hemoglobinemolecuul (HbA) het aminozuur glutamine vervangen door valine. Door deze mutatie ontstaat de hemoglobine S (HbS). De ziekte komt voor bij Afrikanen en Afro-Amerikanen. Door de slavenhandel is het sikkelcelprobleem in Suriname en op de Antillen geïntroduceerd. In Amsterdam heeft 5 à 6% van de populatie uit deze gebieden de afwijking.
- Bij de thalassemie bestaat er óf een tekort aan bètaketens (bètathalassemie) óf een tekort aan alfaketens (alfathalassemie). De bètathalassemie kent een homozygote vorm, de thalassaemia major of Cooley-anemie, en een heterozygote vorm, de thalassaemia minor, beide met HbA_2 en HbF.

De aanmaak van alfaketens wordt bepaald door vier genen. De ernst van de ziekte alfathalassemie wordt bepaald door het aantal ontbrekende genen. De homozygote vorm met vier ontbrekende genen is niet levensvatbaar. Een patiënt met drie ontbrekende genen heeft de 'HbH-ziekte' en een patiënt met twee ontbrekende en twee goede genen heeft een 'trait', met een relatieve overmaat van bètaketens die de erytrocyt instabiel maken. Bij de ernstige vormen varieert het hemoglobinegehalte van 2,5 tot 5,0 mmol/l (normaal: vrouwen tussen 7,5-9,8 en mannen tussen 8,0 en 10,0 mmol/l).

De alfavorm vindt men in Zuidoost-Azië, China, in het Midden-Oosten en op Papoea-Nieuw-Guinea. Door immigratie komen zowel de bèta- als de alfathalassemie in Nederland voor.

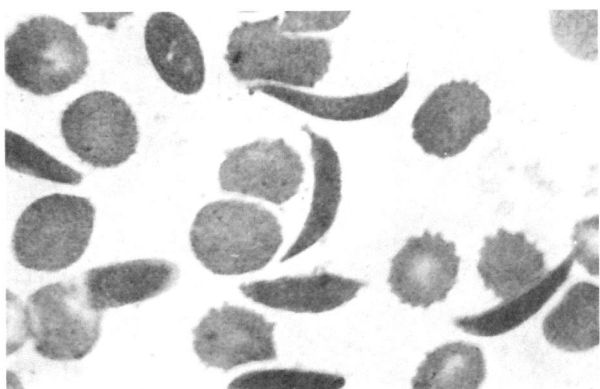

Afbeelding 3.20.1   Bij de geringste hypoxie ontstaan sikkelcellen

De congenitale hemoglobinopathie leidt tot slecht vervormbare of instabiele erytrocyten, die versneld worden afgebroken door het reticulo-endotheliale systeem. Dit leidt tot een verkorting van de levensduur van de erytrocyten (normaal 120 dagen) en daarbij tot een hemolytische anemie en geelzucht. Door de versnelde afbraak vanaf de geboorte wordt het beenmerg meer dan normaal gestimuleerd. Als het beenmerg niet aan de verhoogde vraag kan voldoen, ontstaat een (congenitale) chronische anemie.

In het geval van de sikkelcelaanleg treedt bij een zuurstoftekort een starre sikkelvorm op (afbeelding 3.20.1). Waar normale erytrocyten zich gemakkelijk aanpassen aan de nauwe capillairen, is dat bij de abnormale erytrocyten niet het geval.

Ook is de viscositeit van het bloed verhoogd. Dit leidt tot een vertraging van de bloedstroom met aggregatie van bloedplaatjes rond de erytrocyten. Deze bloedplaatjes/erytrocytencomplexen lopen vast in de capillairen met als gevolg dat het verzorgingsgebied ischemisch wordt en afsterft. Dat leidt tot ernstige, degeneratieve weefselveranderingen en een lagere levensverwachting.

Deze zogenoemde *sickling* treedt op in exacerbaties of crises die worden geprovoceerd door zuurstoftekort, uitdroging, kou, excessieve inspanning (verzuring van de circulatie), stress en infecties. Dit kan bij de heterozygote vorm of sikkelceltrait (SCT) bestaan, maar is zeker aanwezig bij de homozygote vorm of sikkelcelziekte (SCZ).

3.20.1 Symptomen

De symptomen bij bloedarmoede in het algemeen:
1   De conjunctivae, mits niet ontstoken, zijn de enige plaats om op goede gronden een bloedarmoede te kunnen vermoeden. Gekeken wordt naar de doorbloeding (afbeelding 3.20.2).

MEDISCHE ANAMNESE, RISICOBEPALING EN PREVENTIE 145

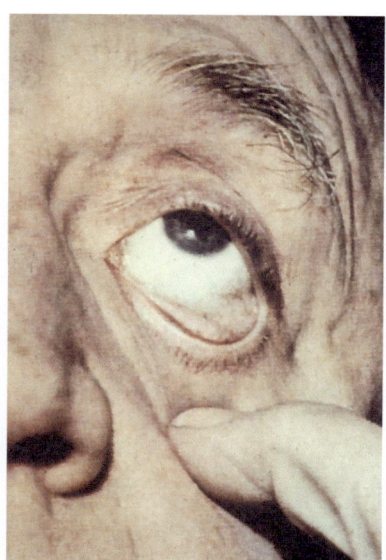

Afbeelding 3.20.2   De doorbloeding van de conjunctivae geeft de beste indicatie voor het bestaan van een anemie

2   Andere symptomen dan het hiervóór genoemde zijn afhankelijk van het tempo waarin de anemie ontstaat en de duur ervan.
3   Bij een zich acuut ontwikkelende anemie staan cerebrale symptomen op de voorgrond: vermoeidheid, duizeligheid, hoofdpijn en sterretjes zien. De slijmvliezen zijn bleek.
4   Bij een ontwikkeling in maanden tot jaren staan orgaansymptomen op de voorgrond ten gevolge van onvoldoende oxygenatie. De chronische vormen geven weinig specifieke klachten doordat de anemie 'erin sluipt' en de patiënt zich aanpast met een verhoogd hartminuutvolume (tachycardie).
De slijmvliezen zijn rood en atrofisch (rode lippen, ragaden) en ook huidorganellen tonen atrofie (brokkelige lepeltjesnagels) (afbeelding 3.20.3). Het syndroom van Plummer-Vinson bestaat uit een gladde rode tong ten gevolge van papilatrofie, tongpijn (spontaan en bij zure spijzen) en prothese-irritatie.
   – bij lang bestaande hypoxie worden ook de slijmvliezen van de hypofarynx en het maag-darmkanaal atrofisch, met klachten van dysfagie, anorexie en misselijkheid;
   – patiënten klagen over kortademigheid;
   – veelal vormt de eerste complicatie het eerste symptoom, zoals cardiale overbelasting (hartkloppingen, decompensatie van de linkerharthelft, angina pectoris).

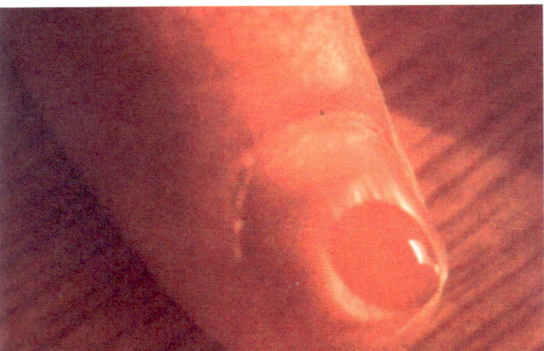

Afbeelding 3.20.3   Bij een chronische anemie ontstaan lepeltjesnagels. Ter demonstratie wordt hier een druppel in gelegd

De symptomen bij de sikkelcelpathologie en de thalassemie tonen alle eerdergenoemde klachten. Door het hemolytische karakter van de anemie is de mucosa vaak meer bleekgeel. De sikkelcelanemie en de thalassemie komen in combinatie voor bij patiënten uit het Caraïbisch gebied. Overleg met de behandelaar is dan gewenst.

Daarnaast zijn er ziektespecifieke problemen.

De sikkelcelpathologie

- De SCT met een HbS van 25 à 45% is voor de tandarts van gering belang zolang geen algemene anesthesie wordt toegepast.
- De ernstige vormen tonen compensatoire bloedaanmaak in de lever en de milt, en uitbreiding van de mergruimten door beenmerghyperplasie, voornamelijk craniofaciaal. Expansie van de diploë van de schedel veroorzaakt het 'hair-on-end'-aspect. Overontwikkeling van beenmerg in de maxilla leidt tot malocclusie en diastemen. Een Angle klasse II-relatie wordt in 30-80% van de gevallen gevonden. Bij sommige vormen bestaat een uitgesproken verticale groei van de mandibula, met prominente tanden en een afwijkende bouw van de neusholte.
- Röntgenologisch neemt de botdichtheid af, evenals de trabeculatie, speciaal tussen de wortels van de elementen, met een horizontale gelaagdheid (*ladder-tree*-aspect, 70%).
- Het optreden van hypomineralisatie van de permanente elementen (dentine/glazuur, 24%) leidt niet tot een cariëstoename. Een eventuele vertraagde eruptie hangt af van de ernst van de anemie.
- Homozygote patiënten hebben pijnaanvallen (crises) waarbij zich orgaaninfarcten ontwikkelen. Orale complicaties met acute pijn treden op

bij mandibulaire infarcten, post- of propterinfecties en pulpanecrose ten gevolge van stagnatie in de microcirculatie.
- Een neuropathie ten gevolge van vaatocclusie bij het foramen mentale veroorzaakt paresthesieën van de onderlip (n. mentalis).
- Er bestaat geen verhoogde gevoeligheid voor gingivitis of parodontitis.
- Het ziektebeeld is door de verminderde miltfunctie berucht om een toename van infecties. Er bestaat een verhoogde kans op osteomyelitis door *Salmonella, E. coli, H. influenzae, Enterobacter, Streptococci pneumoniae* en *Klebsiella*, met als voorkeurslocatie de mandibula inclusief de condylus.

De thalassemie
- Alle kinderen met een thalassemie worden, beschermd door foetale hemoglobine, zonder symptomen geboren.
- De alfavorm geeft alleen problemen bij de HbH-ziekte, met anemie, icterus en hepatosplenomegalie.
- De *bèta-thalassaemia minor* of *trait* heeft meestal slechts een geringe anemie zonder klinische klachten.
- Bij de *bèta-thalassaemia major* of *Cooley-anemie* beginnen de symptomen in het eerste levensjaar met een ernstige hemolytische anemie. De kinderen zijn bleekgeel en tonen een groeiachterstand. Zonder behandeling sterft 80% voor het vijfde levensjaar. Door de voortdurende stimulans van het beenmerg tot productie van rode cellen komt het tot compensatoire beenmergvorming op plaatsen waar anders nauwelijks sprake is van beenmergaanwezigheid *(extramedullaire hematopoëse)*. Dit leidt tot een dikke buik door de vergroting van de lever en de milt. Door de grote milt is er een toegenomen afbraak van bloedplaatjes. Het aantal bloedplaatjes kan daarom verlaagd zijn. In de schedel en pijpbeenderen leidt de extreme beenmergvorming tot deformaties en 'spontaanfracturen'.
Speekselklierinfiltratie kan leiden tot xerostomie. Cardiomegalie door overbelasting komt algemeen voor en kan leiden tot aritmieën en hartfalen.
De infectiekans is groter, ondanks een vaak verhoogd aantal witte cellen. Er bestaat met name een extra gevoeligheid voor *Yersinia*, een zogenoemde ijzerlievende bacterie. De overmaat van ijzer door bloedtransfusies, maar ook door de hoge turn-over van hemoglobine, veroorzaakt ijzerstapeling in essentiële organen. Stapeling in de lever geeft aanleiding tot cirrose, stapeling in de pancreas kan gepaard gaan met diabetes mellitus.
Bij de bètathalassemie komen ook onbegrepen longproblemen voor in de vorm van een obstructie van de kleine luchtwegen en een verminderde zuurstofopname.

Galstenen op jeugdige leeftijd en ulcera aan de benen worden regelmatig gezien.

3.20.2 Preventie

Preventieve maatregelen bij:

mASA II

1 Niet te lang durende behandelingen en 's ochtends eventueel frequenter in verband met de gewenste optimale mondhygiëne.
2 Pijnlijke ingrepen onder lokale anesthesie met adrenaline.
3 Bij pijn zonder odontogene oorzaak alleen pijnbestrijding en doorverwijzen naar huisarts.
4 Uitgebreide tandheelkundige behandelingen vermijden. Plotselinge bewegingen kunnen duizeligheid, een valneiging of collaps tot gevolg hebben.
5 Reeds bestaande cardiale klachten verhogen de mASA-score. De patiënt heeft bewezen zijn orgaanhypoxie niet te kunnen compenseren. De behandeling van de bloedarmoede dient vooraf te gaan aan uitgebreide tandheelkundige zorg.

Specifiek bij sikkelcelprobleem

1 Bij het vermoeden van een sikkelcelprobleem niet alleen een goede 'orgaangerichte' medische anamnese op tekenen van overbelasting opnemen, maar ook met toestemming van de patiënt inlichtingen bij de huisarts of specialist inwinnen.
2 Preventieve tandheelkunde is belangrijk.
3 Bij een sikkelceltrait rekening houden met extramedullaire beenmergaanwezigheid.
4 Lokale anesthesie zou niet gecontra-indiceerd zijn. Over de toepassing van adrenaline zijn alleen in-vitrostudies verschenen, waarbij geen nadelig effect werd gerapporteerd.
5 Acute infecties dienen direct behandeld te worden; zij kunnen anders een crise provoceren. Chirurgische ingrepen onder antibioticaprofylaxe.
6 Bij pijnklachten in het orofaciale gebied die niet terug te voeren zijn op een dentogene oorzaak alleen symptomatische pijnbestrijding toepassen en verwijzen naar de specialist. Adequate therapie bestaat uit wisseltransfusies, vochttoevoer, alkalisering en zuurstoftoediening. Dit plaatst de behandeling buiten de scope van de huisarts of tandarts. Bij een crise met ernstige pijnklachten kan een wortelkanaalbehandeling geïndiceerd zijn, ook bij 'gave' elementen. Maar ook zonder pijn moet een wortelkanaalbehan-

deling bij elementen die niet meer reageren op vitaliteitstests worden overwogen om infectie van de pulpa te voorkomen.

Specifiek bij thalassemie
1   De tandarts dient te achterhalen om welke vorm van thalassemie het gaat, in verband met de te verwachten problemen.
2   In alle gevallen dienen orale infecties direct te worden geattaqueerd, omdat deze de erytrocytenafbraak stimuleren.
3   Bij de heterozygote bèta- en HbH-vorm dient men na het 30e jaar naast de anemie rekening te houden met secundaire gevolgen zoals hartproblemen en ijzerstapeling.
4   Bij slijmvliesatrofie van de tong en glossodynie denken aan de mogelijkheid van een foliumzuurdeficiëntie, ontstaan door de versterkte bloedaanmaak.
5   Preventieve extra mondhygiëne is gepast. Ondanks het feit dat de speekselvloed aanvankelijk niet afwijkend is, blijkt uit publicaties een toegenomen cariësfrequentie bij kinderen voor te komen ten gevolge van een significant lagere hoeveelheid fosfaat en IgA in het speeksel. De hoeveelheid lysozym bij deze patiënten is in vergelijking met gezonde controlegroepen afgenomen, echter niet significant.
6   Fenacetine, sulfapreparaten, chlooramfenicol, in water oplosbare vitamine K en nalidixinezuur zijn gecontra-indiceerd, omdat deze stoffen hemolyse induceren. Aspirine is toegestaan als pijnstiller.

Vraag 21
**Gebruikt u op dit moment medicijnen op recept of zelf gekocht?
Zo ja,** II
- voor het hart?
- loopt u bij de trombosedienst of gebruikt u bloedverdunnende middelen?
- tegen hoge bloeddruk?
- aspirine of pijnstillers?
- tegen suikerziekte?
- tegen een allergie?
- prednison, corticosteroïden of andere afweerremmende middelen?
- tegen huid-, darm- of reumatische ziekten?
- medicijnen tegen kanker of bloedziekten?
- penicilline of antibiotica?
- kalmerende middelen, slaaptabletten, antidepressiva, verdovende middelen?
- gebruikt u drugs?
- gebruikt u andere medicijnen?

Medicatievragen hebben een vierledig doel:
- Het leggen van een relatie tussen de mondstatus en bijwerkingen van geneesmiddelen.
- Het opsporen van interacties met tandheelkundig handelen.
- Het opsporen van onderlinge interacties.
- Het verifiëren van de risicodragende vragen.

3.21.1 Preventie

Preventieve maatregelen bij:

mASA II

1. De positief beantwoorde vragen moeten in verband staan met de medicatie en omgekeerd. Alleen het laten meenemen door de patiënt van alle gebruikte medicatie of het opvragen (na toestemming van de patiënt) van de medicatiegegevens bij de leverende apotheek zorgt voor voldoende inzicht. De fonetische uitspraak van geneesmiddelen door patiënten maakt het naslaan van de medicatie vaak ondoenlijk of moeizaam (voor Nederland het *Farmacotherapeutisch Kompas*, voor België het *Compendium Farmaceutische Specialiteiten*).
2. Van de tandarts wordt verwacht dat hij in staat is om overgevoeligheidsreacties en bijwerkingen van geneesmiddelen in de mond op te sporen, evenals interacties tussen geneesmiddelen.

Vraag 22
**Bestaat de mogelijkheid dat u zwanger bent? Zo ja, II
Hoe lang?**

3.22.1 Symptomen
- De symptomen zijn aspecifiek en afhankelijk van de zwangerschapsduur. Een zwangerschap bij een gezonde vrouw is een fysiologisch gebeuren en heeft als zodanig geen plaats in een risicoregistrerende anamnese. Internationaal gezien is de vraag echter van belang, omdat de tandarts in enkele landen juridisch verplicht is naar het bestaan van een zwangerschap te informeren.
- Complicaties zoals een hoge bloeddruk of bloedarmoede komen bij andere vragen aan de orde.
- In de eerste maanden kan door de herverdeling van de circulatie een lage bloeddruk en een geringe anemie optreden.

- Zwangerschapsgingivitis: de ernst van bestaande gingivitis neemt toe in de tweede en derde maand van de graviditeit en blijft bij een gelijkblijvende mondhygiëne tijdens de zwangerschap bestaan of wordt erger.
- In de laatste maanden neemt de kortademigheid toe door de hoogstand van het diafragma bij de toenemende grootte van de uterus.

3.22.2 Preventie

Bij 10% van de zwangerschappen treedt in de eerste weken een spontane abortus op. De oorzaak valt zelden te achterhalen. Overmatig roken, alcohol- en medicijngebruik, infecties en genetische afwijkingen kunnen hierbij een rol spelen. Bij kunstmatig tot stand gekomen zwangerschappen loopt de kans op een spontane abortus op tot 50%. Deze veelheid van onzekere factoren heeft in de Verenigde Staten geleid tot het nalaten van tandheelkundige behandelingen in het eerste trimester van de zwangerschap indien er geen schriftelijk 'informed consent' wordt verkregen – dit om schadeclaims te voorkómen. Deze situatie speelt niet in Nederland.

Preventieve maatregelen bij:

mASA II

1 De tandheelkundige behandeling dient in het begin van de zwangerschap, in verband met een eventuele braakneiging, bij voorkeur niet 's ochtends plaats te vinden. Een elektrische tandenborstel wordt over het algemeen geaccepteerd. Bij intensief braken of een frequent gebruik van zoetigheid of snacks (zwangerschapslusten) moet de patiënt het zuur en zoet wegspoelen met water.
2 Lokale anesthesie is geen probleem, ondanks het feit dat anesthetica door de oplosbaarheid in vet snel de placenta passeren. Van de in de tandheelkunde toegepaste middelen is geen effect voor de foetus te verwachten. Bij de juiste injectietechniek behoeft de toevoeging van een vasoconstrictor als adrenaline 1:200.000 niet te worden geschuwd. De doseringen die worden gebruikt, zijn laag, mits de aspiratietechniek wordt toegepast. Een directe invloed op de uterus of op de foetus valt dan ook niet te verwachten.
3 Geen plotselinge houdingsveranderingen in het begin van de graviditeit. Plotseling veranderen van liggen naar zitten en van zitten naar staan kan leiden tot duizeligheid en collaps, doordat in de zwangerschap vaatverwijding met volumeverdeling optreedt. Dit uit zich in een verlaging van de bloeddruk. In de beginfase van de zwangerschap bij voorkeur de patiënt liggend behandelen. Na het beëindigen van de behandeling de pa-

tiënt zonder hulp zelf omhoog laten komen. Dan laten zitten met de benen bungelend over de stoelrand en ten slotte laten opstaan.
4 In het laatste trimester niet in rugligging behandelen. Door druk van de uterus op de vena cava inferior kan een belemmering van de terugvloed naar het hart ontstaan, met stuwing in de onderbuik (vena-cava-occlusiesyndroom). De patiënt wordt dan bleek, klam en duizelig ten gevolge van de bloeddrukdaling. Een klinische shock wordt meestal niet bereikt. Electieve tandheelkunde kan in deze fase zonder problemen plaatsvinden als de patiënt zit of in zijligging gedraaid ligt.
5 Een fluoridetoediening aan zwangeren blijft een controversieel punt. Door competitieve binding met jodium zou bij een overdosering een teratogeen effect mogelijk zijn.
6 Optimale mondhygiëne kan afwijkingen met klachten voorkómen en bij reeds bestaande gingivitis deze snel en vrijwel volledig elimineren. De mondhygiëne-instructie zou vroegtijdig in de zwangerschap dienen te beginnen; tussentijdse controles en stimulatie van de mondhygiëne wordt aanbevolen. De zwangerschap vormt een ideale gelegenheid voor de start van een educatief tandheelkundig preventieprogramma.
7 Infectiecontacten dienen te worden vermeden.
  – berucht is het contact met het rodehondvirus in het eerste trimester van de graviditeit.
    Foetale dood of aangeboren defecten zoals doofheid, cataract, hartafwijkingen en een trombopenie met bloedingsneiging of hepatosplenomegalie kunnen bij 50% van de pasgeborenen vóórkomen. Als contact plaatsvindt met een patiënt met een negatieve serologie voor de aandoening (niet gevaccineerd en geen vroeger contact), dient direct met de huisarts of behandelend gynaecoloog contact te worden opgenomen. Deze populatie wordt echter steeds kleiner;
  – kinderen die geboren worden uit vrouwen met waterpokken of mazelen kunnen verschijnselen van de ziekte bij de geboorte tonen;
  – niet altijd zijn infectiecontacten te voorkómen, maar de tandarts kan wel door de planning van de afspraken de kans hierop beïnvloeden (tabel 3.22.1).
8 Medicatie en de vrucht. De vrucht is het kwetsbaarst voor externe invloeden in het eerste trimester, tijdens de organogenesis. Schade in de eerste maanden manifesteert zich als primaire vruchtdood (abortus) of als aangeboren afwijkingen. Het embryo blijft ook daarna kwetsbaar, al is het type effect verschillend. De tandarts gebruikt slechts een beperkt aantal geneesmiddelen. Van de meeste producten zijn de nadelen voor de zwangerschap bekend. Bepaalde producten zijn zonder meer toegestaan (tabel 3.22.2). Als vuistregel kan men verder hanteren:

Tabel 3.22.1 Overdraagbare infecties in de tandartspraktijk

• Gist/schimmel	Candidiasis
• Viraal	• Coxsackie
	• cytomegalie
	• Epstein-Barr of ziekte van Pfeiffer
	• hepatitis A t/m E
	• herpes simplex I en II
	• hiv
	• parotitis epidemica
	• rubeola
	• waterpokken (herpes zoster)
• Bacterieel	• Chlamydia
	• erysipelas
	• lues
	• parotitis epidemica
	• tuberculosis hominis

Tabel 3.22.2 Toegestane medicatie tijdens de zwangerschap*

Antibiotica
- cefalosporinen
- erytromycine
- penicilline en derivaten
- sulphisoxazol

*Analgetica**
- paracetamol
- paracetamol – coffeïne

*Lokaalanesthetica***
- lidocaïne
- mepivacaïne
- prilocaïne
- ultracaïne

Anxiolytica
- diazepinen (kortwerkend)***
- lachgas

* Mits voorgeschreven volgens formele richtlijnen met betrekking tot de duur en de frequentie

** Met adrenaline 1:100.000 of 1:200.000 c.q. octapressine 0,54 µg/ml, maximaal twee à drie capsules per 24 uur

*** De discussie rond de diazepinen is nog niet gesloten. Kortwerkende middelen geven de minste kans op complicaties

- gebruik zo veel mogelijk monomedicatie;
- gebruik geneesmiddelen met een korte halfwaardetijd;
- nieuwe producten of niet in het *Farmacotherapeutisch Kompas* opgenomen middelen dient men tijdens de zwangerschap te vermijden. Nadere inlichtingen met betrekking tot de schadelijkheid van stoffen kan men verkrijgen bij de landelijke Teratologie Informatie Service van het Rijksinstituut voor Volksgezondheid en Milieu te Bilthoven (tel. 030-2742017).

Röntgenopnamen worden vaak achterwege gelaten om psychologische en om niet-rationele redenen. Geïndiceerd röntgenonderzoek ten behoeve van tandheelkundige diagnostiek vormt geen risico voor de foetus. Korte belichtingstijden en het gebruik van een loodschort leiden tot een slechts minimale expositie. De stralingsbelasting ter plaatse van de uterus wordt, bij lege artis uitgevoerde opnamen in de mond, geschat in de orde van grootte van de natuurlijke achtergrondbelasting, tussen 0,01 en 0,1 mrad. De enige uitzondering waarbij de foetus in de primaire stralenbundel komt te liggen, is bij speciale occlusieopnamen die vanaf craniaal worden ingeschoten. De moderne snelle films met korte belichtingstijden maken ook dan de stralingsbelasting echter minimaal.

Vraag 23
Hebt u een ziekte waar niet naar is gevraagd? Zo ja,
Welke?

LITERATUUR
3.1
1 Oliveira Franco AC de, Siqueira JT de, Mansur AJ. Bilateral facial pain from cardiac origin. A case report. British Dental Journal 2005;198:679-680.
2 Abraham-Inpijn L. Inwendige geneeskunde voor de Tandheelkunde. Utrecht: Lemma, 2004.
3 NHG-standaard 'Stabiele angina pectoris' (tweede herziening). Ned Tijdschr Geneesk 2004;148(45):2214-2216.
4 Abraham-Inpijn L. Waardevolle discussies zijn zeldzaam. Tandarts Praktijk 2008;6:38-42.

3.3
1 Sexton DJ, Corey GR. Infective endocarditis: Historical and Duke criteria. UpToDate versie 15.3; augustus 2007.
2 Trenter SC, Walmsley AD. Ultrasonic dental scale: associated hazards. J Clin Periodontol 2003;30:95-101.
3 Wilson BL, Broberg C, Baumgartner JC, Harris C, Kron J. Safety of Electronic Apex Locators and Pulp Testers in Patients with Implanted Cardiac Pacemakers or Cardioverter/defibrillators. Clin Research 2006;32(9):847-853.

3.6
1 Wiersma TJ, Walma EP, Thomas S, Assendelft WJJ. The revised practice guideline on hypertension from the Dutch College of General Practitioners. Ned Tijdschr Geneesk 2004;148(19):923-931.

2   Gortzak RATh. Blood pressure variation during dental treatment [proefschrift]. Amsterdam: Universiteit van Amsterdam, 1992.
3   Aubertin MA. The hypertensive patient in dental practice: updated recommendations for classification, prevention, monitoring, and dental management. Gen Dent 2004;52(6):544-552.
4   Yagiela JA, Haymore TL. Management of the hypertensive dental patient. J Calif Dent Assoc 2007;35(1):51-59.

3.7
1   Abraham-Inpijn L. De nabloeding die te voorkomen was. Tandarts Praktijk 2007;10:29-34.
2   Levi MM, Frank MH. Coagulation abnormalities and the dentist. Ned Tijdschr Tandheelk 2006;113(4):150-155.
3   Shah PR, Yepes JF, Valenza JA. Combination of aspirin and clopidogrel for the prevention of thrombosis: implications for the dental practitioner. Review. Gen Dent 2007;55(6):517-522.

3.8
1   Wilk EC van der, Bots ML, Koudstaal PJ, Hofman A, Grobbee DE. 'Transcient ischaemic attack' bij de algemene bevolking van 55 jaar of ouder: prevalentie en risicofactoren; het ERGO-onderzoek. Ned Tijdschr Geneesk 1998;142(6):301-305.
2   Thomas S. De standaard 'TIA' (eerste herziening) van het Nederlands Huisartsen Genootschap; reactie vanuit de huisartsgeneeskunde. Ned Tijdschr Geneesk 2005;149(7):333-334.
3   Luijckx GJR, Schuling J. De trombolytische behandeling van het acute herseninfarct, Geneesmiddelenbulletin 2003;37(10):117.

3.10
1   Simpson WG. Gastroesophageal Reflux Disease and Asthma. Diagnosis and Management. Arch Intern Med 1995;155:798-803.
2   Geist ET, Diaz JH. Management of the asthmatic patient undergoing dental surgery. Journal of the American Dental Association 1982;105:65-70.
3   Lammers JWJ, Wielinga EWJ. Astma en overgevoeligheid voor acetylsalicylzuur. Ned Tijdschr Geneesk 1991;135(3):81-83.
4   Mathew T. Casamassimo PS, Wilson S, Preisch J, Allen E, Hayes JR. Effect of dental treatment on the lung function of children with asthma. Journal of the American Dental Association 1998;129(8):1120-1128.

3.11
1   Abraham-Inpijn L. Inwendige geneeskunde voor de Tandheelkunde. Utrecht: Lemma, 2004.

3.12
1   Smeets EC, Keur I, Oosting J, Abraham-Inpijn L. Acute Medical Complications in 277 General Dental Practices. Prev. Med. 1999;28:481-487.

3.13
1   Bouma M, Rutten GEHM, Grauw WJC de, Wiersma TJ, Goudswaard AN. Samenvatting van de standaard 'Diabetes mellitus type 2 (tweede herziening) van het Nederlands Huisartsen Genootschap. Ned Tijdschr Geneesk 2006;150(41):2251-2256.
2   Safkan-Seppala B, Sorsa T, Tervahartiala T, Beklen A, Konttinen YT. Collagenases in gingival crevicular fluid in type 1 diabetes mellitus. J Periodontol 2006;77(2):189-194.
3   Sastrowijoto SH. Periodontal condition in impaired glucose tolerance and diabetes mellitus [proefschrift]. Amsterdam: Universiteit van Amsterdam, 1989.

4   Fouad AF, Burleson J. The effect of diabetes mellitus on endodontic treatment outcome: data from an electronic patient record. J Am Dent Assoc 2003;134(1):43-51.
5   Veneman ThF. Hersenafwijkingen bij patiënten met van insuline afhankelijke diabetes mellitus. Ned Tijdschr Geneesk 1998;142(1):41.
6   Deary IJ, Frier BM. Editorial: Severe hypoglycaemia and cognitive impairment in diabetes. Br Med J 1996;313:767.
7   Abraham-Inpijn L Belang van diabetes mellitus voor de Tandheelkundige praktijk. Ned. Tandartsenblad, 2008 in press. Nog niet gepubliceerd.

3.14
1   Abraham-Inpijn L. Inwendige geneeskunde voor de Tandheelkunde. Utrecht: Lemma, 2004.

3.15
1   Abraham-Inpijn L. Landelijke richtlijnen prikaccidenten bij HBC, HBV en HIV. Tandarts Praktijk 2007;3:38-42.

3.17
1   Pauw BE de. Gingivostomatitis bij intensieve chemotherapie. Tandarts Praktijk 2004:53-55.

3.18
1   Abraham-Inpijn L. Spoedeisende geneeskunde in de tandheelkundige praktijk. Assen: Van Gorcum BV, 2008.

3.19
1   Palmer-Bouva C, Van R, Vries R de, Abraham RE, Groen H, Abraham-Inpijn L. Fainting in the dental chair. Oral Surg Oral Med Oral Pathol Oral Radiol & Endodontics 1998;86(5):508-510.

4 Overwegingen

De besproken medische anamnese heeft bijval geoogst, omdat de behoefte aan een valide, sensitief en specifiek instrument groeide.[1-5] Er waren echter ook kritische geluiden te vernemen, veelal mondeling. Dit is deels inherent aan het verschil in uitgangspunten die men in de geneeskunde en in de tandheelkunde hanteert, aan de samenwerking met andere culturen, aan het verschil in wetgeving in de verschillende landen en aan de gradatie waarmee men de preventie wil realiseren.

Enkele voorbeelden:
- Men begrijpt in de geneeskunde niet dat hyperventileren en collaps zijn toegevoegd, terwijl koorts is weggelaten. De risicoscore in de geneeskunde wordt bij preoperatief onderzoek bepaald door het narcoserisico. De anesthesist heeft geen zorgen over de genoemde twee items, want het eerste wat deze doet, is de ademhaling in de hand houden en een collaps is alleen maar meegenomen. Een tandarts zal daarentegen erg verbaasd zijn als een patiënt met 39,4 °C zijn praktijk betreedt. Dat zal dan voor een acuut probleem zijn en dat kan rustig worden opgelost mits de medische anamnese verder blanco is.
- Juridische verschillen tussen de betrokken landen spelen een rol rond infectieziekten en de zwangerschap. In Duitsland speelt dit probleem zelfs per deelstaat. Omdat het vragen naar bijvoorbeeld hiv in verschillende landen verboden was en het vragen naar een bestaande zwangerschap voor de tandheelkunde juist een wettelijke plicht was, is steeds aan de juridische aspecten voorrang gegeven. In geen enkel land kan men evenwel aan een man de vraag over de zwangerschap voorleggen. Deze vraag is nu zo geplaatst dat men die eventueel kan schrappen voor het mannelijk deel van de bevolking.
- Met betrekking tot de gradaties van de risico-inschatting was astma een discussiepunt. Meer medisch georiënteerden vonden dat mASA IV betrekking moest hebben op de status astmaticus. Toch is voor de formulering 'Bent u nu kortademig?' gekozen, omdat de klacht het begin kan zijn van

een voortschrijdende astma-aanval, zeker bij een stressvolle tandheelkundige behandeling. Er is bij dit soort beslissingen vastgehouden aan het beginsel 'de patiënt mag de praktijk fysiek niet slechter verlaten dan toen hij de praktijk binnenkwam, omdat het in de tandheelkunde vrijwel uitsluitend electieve en nimmer levensreddende behandelingen betreft'.

Het moge duidelijk zijn dat men nimmer elk medisch accident in de tandartsensetting kan voorkomen.[7-9] Welk niveau van bescherming men wil bereiken, is – zoals is gebleken – wel onderwerp van discussie geweest. Een ander doel is het beperken van het aantal vragen tot een optimum, zodat deze door de patiënt met aandacht konden worden ingevuld. Zo is ervoor gekozen om enkele algemene vragen naar de gezondheid te stellen om eventuele lacunes, die zouden kunnen optreden door gebeurtenissen uit het verleden niet mee te nemen, te kunnen opvangen.

Hebt u ooit medische problemen of complicaties gehad tijdens een chirurgische of tandheelkundige behandeling?
- Wat was de aard van de complicaties?

- Bij welke arts/tandarts?

Hebt u ooit medische problemen gehad bij het gebruik van medicijnen?
- Bij welke medicijnen?

- En als aanvullingen:

- Bent u in het laatste halfjaar nog bij een huisarts of specialist geweest?

- Aard van de klachten

- Is er in de afgelopen periode iets aan uw gezondheid veranderd?

- Is er in de afgelopen periode iets aan uw medicatie veranderd?

De onderzoeksgroep was doordrongen van het feit dat naast de aandacht voor preventie in de opleidingen er meer zal moeten worden geïnvesteerd in de opvang van medische calamiteiten in de opleidingen.[10-12]

Het ontbreken van vragen naar infectieziekten zoals hiv/aids werd door meerderen als een gemis aangemerkt. Het was echter nooit de bedoeling dat deze medische anamnese de tandarts of de mondhygiënist zou beschermen tegen infecties zoals hiv of hepatitis. De professionele standaard betreffende de hygiëne en de aanvullende richtlijnen voor vaccinatie en tandheelkundig handelen bieden daarvoor waarborgen. Een medische anamnese kan een beroepsbeoefenaar nooit beschermen tegen velerlei infecties, omdat:

- de patiënt al besmettelijk is voordat zich het eerste klinische symptoom voordoet;
- de patiënt denkt dat hij/zij genezen is, maar nog drager van de infectie blijkt te zijn;
- de patiënt de eigen infectie niet herkent of erkent.

Ten slotte is het bovendien in sommige participerende landen bij wet verboden om naar bijvoorbeeld een hiv-besmetting te vragen. Het ontbreken van vragen betreffende de aanwezigheid van kunstgewrichten leverde – behalve bij de onderzoeksgroep – veel vragen op.

In de tijd dat de EMRRH tot stand kwam, werd de discussie rond de antibioticaprofylaxe in alle hevigheid gevoerd. De tendens was echter al vele jaren duidelijk: 'beperk het antibioticagebruik'. In dat kader was de profylaxe bij kleine gewrichten in veel landen al niet meer aan de orde. Daarom werden kunstgewrichten niet als indicatie voor profylaxe opgenomen. Om toch situaties met een verminderde weerstand en andere onbesproken ziekten te registreren wordt de vraag 'Hebt u een ziekte waar niet naar is gevraagd?' gesteld.

Dat psychiatrische ziektebeelden niet met name werden genoemd bij de risicoregistrerende vragen kwam voort uit eerder onderzoek. In de praktijk bleken de antwoorden namelijk vaak in geen relatie te staan tot de realiteit, en ernstige problemen werden regelmatig verzwegen. Door te vragen naar medicatie is geprobeerd dit facet toch aandacht te geven.

Bij astma werd door medici opgemerkt dat voor de mASA-score IV de vraag 'Bent u nu kortademig?' een onvoldoende ernstige situatie weergaf. Bij een mASA-score IV had men liever de omschrijving gezien van de status astmaticus. De onderzoekers die betrokken waren bij het project meenden echter dat een dergelijke patiënt nooit een tandheelkundige praktijk zou kunnen bereiken. Een nog belangrijker punt was de gedachte achter deze medische anamnese, namelijk het voorkómen van urgente medische problemen bij electieve tandheelkundige ingrepen onder lokale anesthesie. In dat kader loopt de vraag naar kortademigheid vooruit op het gevaar dat dreigt tijdens de tandheelkundige behandeling, namelijk het toenemen van stress.

De vraag met betrekking tot leverziekten werd door sommigen te 'vaag' geacht. De huidige vraagstelling 'Hebt u nu een leverziekte of hebt u deze in het verleden gehad?' heeft veel formuleringen gekend. Deze leverden een wisselend maar altijd hoog percentage vals-positieve en vals-negatieve antwoorden op. Vooral de vraag 'Hebt u ooit geelzucht gehad?' gaf door de vele niet-leverziektegebonden oorzaken een overmaat van foutpositieve gegevens. Van de huidige vraagstelling was de opbrengst optimaal.

Het EMRRH-anamnesesysteem dat voor u ligt, zal steeds moeten worden aangepast aan veranderende inzichten. De discussie moet dan ook openblijven en daartoe nodigt de auteur alle lezers uit.

LITERATUUR
1   Fenton MR, McCartan BE. Validity of a patient self-completed health questionnaire in a primary care dental practice. Community Dent Oral Epidemiol 1992;20:130-132.
2   Pistorius A, Kunz M, Jakobs W, Willershausen B. Validity of patient-supplied medical history data comparing two medical questionnaires. Eur J Med Res 2002;7(1):35-43.
3   Klasser GD, Leeuw R de, Albuquerque RJ. Self-report health questionnaire: a necessary and reliable tool in dentistry. Gen Dent 2005;53:348-354.
4   Bäckman N, Holm AK, Folkesson U, Olofsson AL. Behöver kvaliteten I tandläkarnas medicinska riskbedömning förbättras? Tandläkartidningen, 1998, blz. 29-33.
5   Larsson B, Bäckman N, Holm AK. Medicinsk riskbedömning med hjälp av ASA-klassificering. Tandläkartidningen, 2000, blz. 28-32.
6   Chandler Gutiérrez LJ, Martinez-Sahuquillo A, Bullón Fernandez P. Evaluation of medical risk in dental practice through using the EMRRH questionnaire. Med Oral 2004;9:309-320.
7   Atherton GJ, McCaul JA, Williams SA. Medical emergencies in general dental practice in Great Britain. Part I: Their prevalence over a 10 year period. Brit Dent J 1999;186:72-80.
8   Atherton GJ, Pemberton MN, Thornhill MH. Medical emergencies: the experience of staff of a UK dental teaching hospital. Brit Dent J 2000;12:320-324.
9   Malamed F. Medical Emergencies in the Dental Office; 5e editie. St. Louis: Mosby, 2000, blz. 41-44.
10 Broadbent JM, Thomson WM. The readiness of New Zealand general dental practitioners for medical emergencies. N Z Dent J 2001;97:82-86.
11 Miyatake Y, Kazama M, Isoda M, Nejima J. Internal medicine education in dentistry: knowledge required varies according to dental specialty. Eur J Dent Educ 2004;8:18-23.
12 Gill Y, Scully C. Attitudes and awareness of final-year predoctoral dental and medical students to medical problems in dentistry. J Dent Educ 2006;70:99-105.

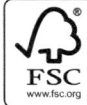

MIX
Papier aus verantwortungsvollen Quellen
Paper from responsible sources
FSC® C105338

If you have any concerns about our products,
you can contact us on
ProductSafety@springernature.com

In case Publisher is established outside the EU,
the EU authorized representative is:
**Springer Nature Customer Service Center GmbH
Europaplatz 3, 69115 Heidelberg, Germany**

Printed by Libri Plureos GmbH
in Hamburg, Germany